Heinrich Zeeden

Abenteuer Homöopathie

Heinrich Zeeden

Abenteuer Homöopathie

Lehrreiche Fälle aus der Praxis

Band 05

Alle im Buch enthaltenen Angaben und Ergebnisse wurden vom Autor nach bestem Wissen erstellt. Sie erfolgen ohne jegliche Verpflichtung oder Garantie des Verlages. Er übernimmt daher keine Verantwortung und Haftung für etwa vorhandene Unrichtigkeiten.

Bei Anwendung der angegebenen Therapievorschläge übernimmt der Autor keine Verantwortung. Bei medizinischen Problemen sollte vor einer Therapie immer erst ein Arzt aufgesucht werden.

Poelring 26, 23560 Lübeck

Portraitfoto Dr. Heinrich Zeeden

Bibliografische Information der Deutschen Nationalbibliothek:
Die Deutsche Nationalbibliothek verzeichnet diese Publikation in der Deutschen Nationalbibliografie; detaillierte bibliografische Daten sind im Internet über dnb.dnb.de abrufbar.

ISBN 978-3-933036-31-5

Gesamtherstellung: ctv-verlag

www.ctv-verlag.de
Henriette-Hirschfeld-Str. 11 | 23562 Lübeck
E-Mail: info@ctv-verlag.de | Telefon: 0451-7062772
Ansprechpartner: Carsten Tomkewicz

Auflagennummer: abenteuer bd. 5 / 2026-01 - 01

Für meine Inspirator*innen

Deborah Wolff
Christian Bormann
Sonja Reißner
Sonja Gröber
Birgit Käufl
Anja Kasch
Peter Altmeier
Sigrun Burggraef

Inhaltsverzeichnis

Einfach auf Rechnung bestellen. Per E-Mail an: info@ctv-verlag.de
www.ctv-verlag.de/buecher/buecher-von-heinrich-zeeden

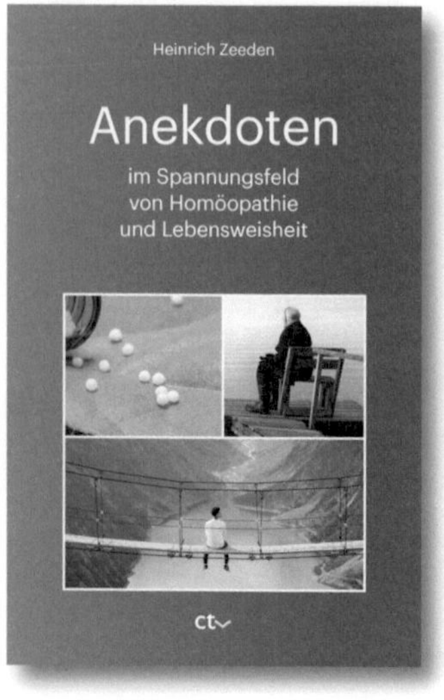

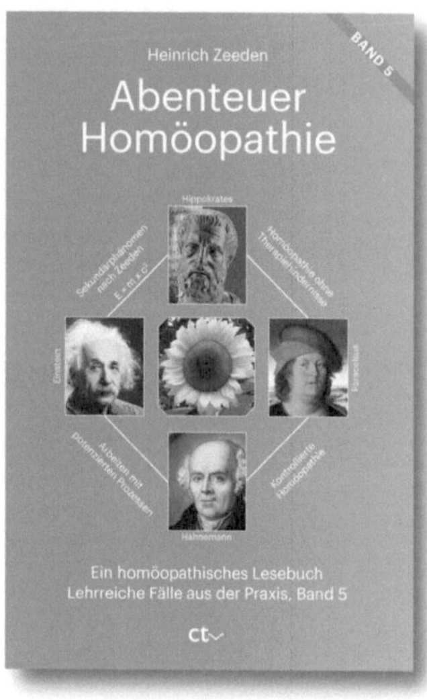

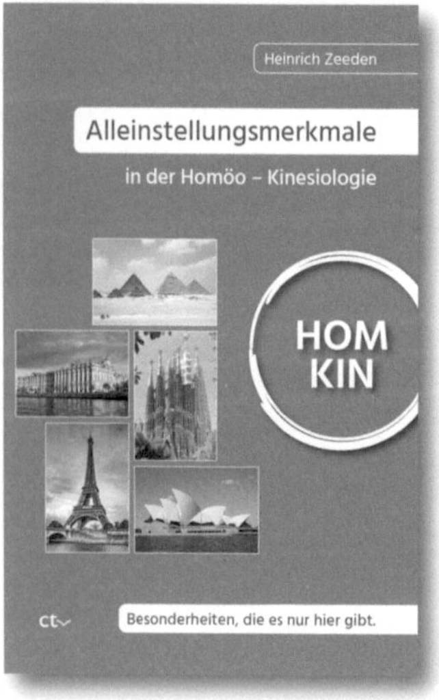

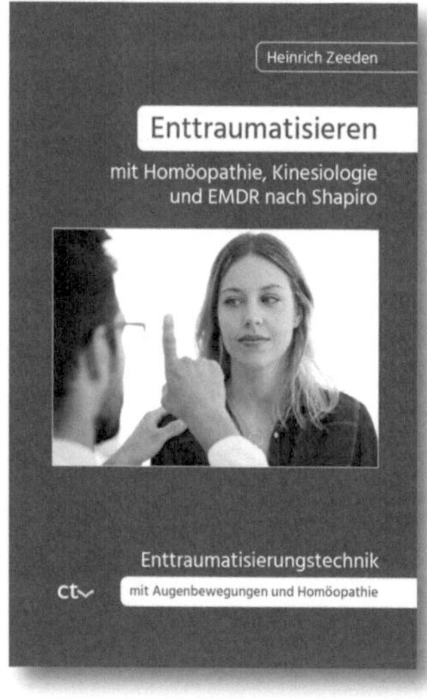

2023 bis 2025 erschienen:

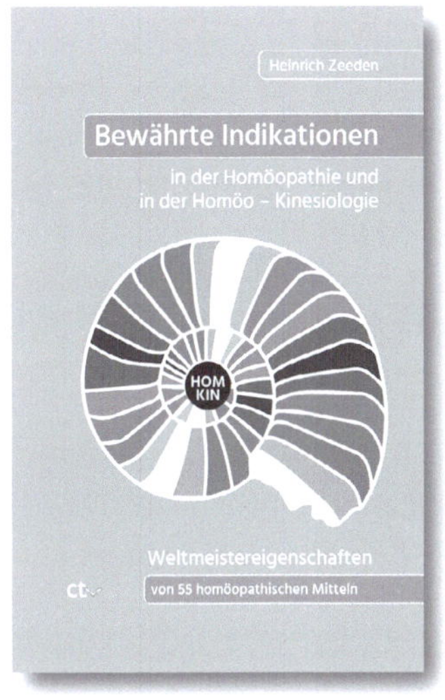

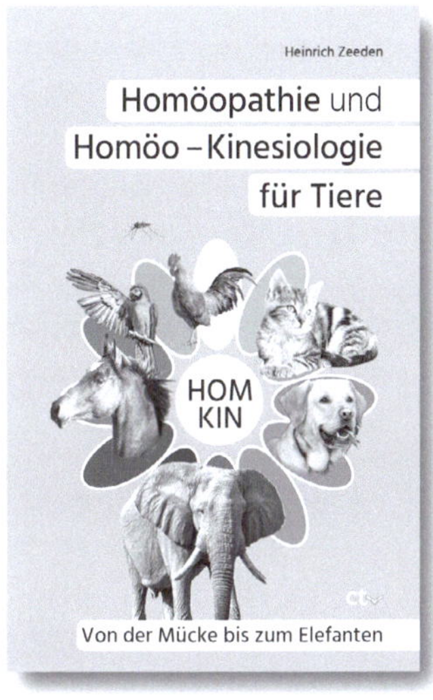

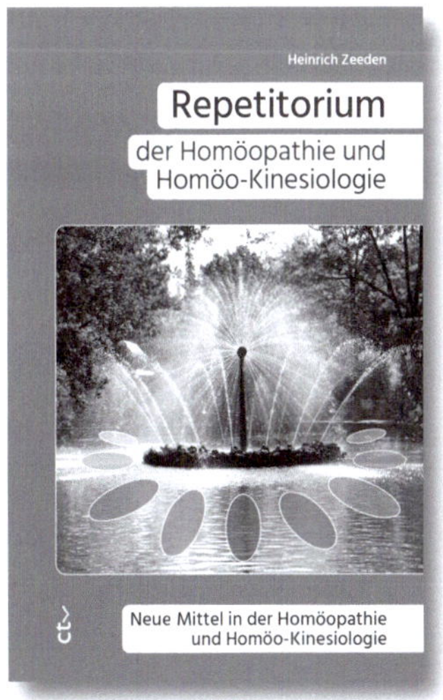

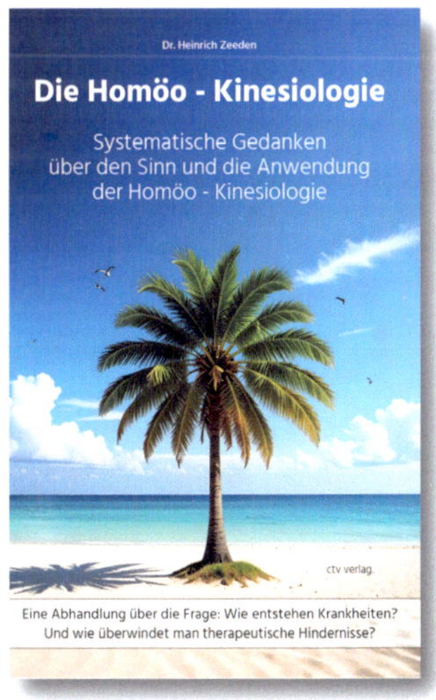

Widmung

Nachdem ich die letzten vier Bände Abenteuer Homöopathie allen meinen Patienten gewidmet habe, die mit mir den zunächst experimentellen, später den bereits ausgetretenen Pfad der Homöo – Kinesiologie gegangen sind, widme ich diesen fünften Band zusätzlich zu allen Patienten meinen engsten Mitarbeitern, Freunden, Inspiratoren und jenen Kollegen, die mich immer wieder angetrieben haben, neue Ideen zu entwickeln, sie zu testen, auszuprobieren und im Erfolgsfalle für alle Patienten und Therapeuten und natürlich für alle interessierten Laien zugänglich zu machen.

Zu diesen Menschen gehört einmal meine Tochter Deborah, die neben der Homöo – Kinesiologie ihren eigenen Weg gefunden hat, unlösbare Probleme anzugehen, und der ich auch verdanke, dass wir gemeinsame Kurse abhalten können – in aller Regel sehr heiter und lustig, sodass der Stoff über die gute Laune besonders leicht aufzunehmen ist.
Zahlreiche Testungen haben wir gemeinsam durchgeführt, um auch bei bisher ungelösten Problemen der Medizin einen gangbaren Weg zu finden.

Hierfür gibt es in dem vorliegenden Band genügend Beispiele. Zu diesem Thema nenne ich hier nur den neuen Ansatz, Karies zu verhindern oder mit Shedding umzugehen.
Auch die Zwillingsproblematik wird wieder angesprochen.

Eine weitere Person, die mich inspiriert hat ist der HNO Arzt Dr. Christian Bormann aus Erfurt, ein langjähriger Freund, der mich auch bei Kursorganisationen unterstützt hat, immer wieder nachgefragt hat nach neuen Komplexen, und ob es schon einen Operations Vorbereitungs Komplex Z gäbe, als Beispiel.

Sonja Gröber und Sonja Reißner haben mich auf neue Ideen gebracht, Birgit Käufl hat gleich einen ganzen Kurs für mich in Lenggries aufgestellt, bei dem mehrere Heilungen geschehen durften. Anja Kasch hat mit mir eine große Alphasitzung durchgeführt, um die Wurzeln unserer Pandemie zu behandeln. Zusätzlich hat sie mich zu Kursen eingeladen, und eine Fastenwanderwoche hat mich wieder auf Vordermann gebracht – genau genommen hat sie mich aus der Komfortzone herausgeholt, wie das heute so schön heißt.
Peter Altmeier hat den Stirnstrich variiert und modifiziert, Sigrun Burggräf hat während einer Fußzonenreflexmassage mich Stirnstriche machen lassen, die zu einer Sofortreaktion bei den Füßen geführt hatte, sodass sich auch in diesem Bereich das Sekundenphänomen nach Zeeden bestätigt hat. Letztlich haben die Fragestellungen in den Kursen und bei den Behandlungen von Patienten immer wieder neue Aspekte der Therapie eingefordert, zum Beispiel bei der Kälteagglutinie oder der Histaminintoleranz, sodass es immer wieder zu neuen Erkenntnissen und Bestätigungen des Erreichten kommen durfte.

Die Erkenntnisse fallen also nicht vom Himmel, sondern entstehen häufig in schwierigen oder verzweifelten Lagen, die zu einer neuen Kreativität zwingen und so zu neuen Wegen führen, die bisher noch nicht beschritten wurden.

Für alle Interaktionen darf ich hier danken, und bitte um Nachsicht, weil die Liste der Freunde und Inspiratoren natürlich noch um viele Mitarbeiter, Freunde, Patienten und Familienmitglieder erweitert werden müsste, um vollständig zu sein.

Dank, Segen und Heilung
Zum Besten von allem.

Heinrich Zeeden, 23.02.2023

Einleitung

Wer liest schon gerne Einleitungen, wenn er ein neues Buch in der Hand hält und auf den Inhalt gespannt ist? Als Sohn eines Historikers erkenne ich an der Einleitung, worum es im Buch geht und wes Geistes Kind hier schreibt und mitteilsam wird. Insofern ist für mich selbst die Einleitung ein wichtiger Bestandteil eines Buches, eben, weil hier das Woher und das Wohin besprochen wird, was in den einzelnen Fallbeschreibungen natürlich nicht erzählt werden kann.

Worum geht es bei den Fällen, worum geht es bei der Homöo – Kinesiologie?
Die Ansprüche sind hoch, denn bei der HOM – KIN geht es darum, die Ursachen von Beschwerden aller Art zu erkennen, um eine gezielte Behandlung einzuleiten. Hier reicht es also nicht, das Pathologie Buch aufzuschlagen und nach den Ursachen zu forschen. Diese geben häufig keinerlei Hinweis, wie man therapeutisch vorgehen kann und soll.

Durch den Armtest, den kinesiologischen Test nach dem amerikanischen Chiropraktiker George Joseph Goodheart, „applied kinesiology“, AK genannt, kann man ähnlich wie mit einem Lügendetektor die Energie von Organen, von Funktionen und von anatomischen Strukturen erfassen, was in der Schulmedizin nicht möglich ist, da uns ein Energiemessinstrument fehlt. Erschöpfung ist ein Energiemangel. Und welche Mittel geben wir in der Medizin für Erschöpfung, wenn wir nicht wissen, woher sie kommt? Mit Vitaminen und orthomolekularer Medizin könnten wir herangehen, was aber, wenn das nicht hilft? Zum Glück sind wir mit einer Systematik in der HOM KIN in der Lage, für die absonderlichsten Beschwerden, bis hin zum Schluckauf, die Ursachen genau zu lokalisieren, die Therapie genau zu etablieren, Unwesentliches wegzulassen und nur noch das wirksame oder wirksamste Mittel herauszufinden. Gelingt das, haben wir den Erfolg auf unserer Seite, und wir können mit einer gewissen Leichtigkeit Diagnosen bzw. Symptome verschiedenen Ursachen zuordnen und dann gezielt energetisch auflösen.

Die Medizin wird hierdurch sehr leicht, ohne an Gewicht zu verlieren – ein hübsches Paradox für jene, die das Studium der Logik hinter sich gebracht haben. Nach meinem Interview in „Unitedtoheal" mit Mathias Berner bekam ich viele Zuschriften, viele mit dem Inhalt, „enorm, Medizin kann ja auch ganz leicht sein" - genau so ist es auch gemeint.

Durch die Homöopathie können Energien zugeführt werden, die sich nicht im strukturellen Bereich abbilden lassen. Ich arbeite also im Unsichtbaren, da alle Energien unsichtbar sind. Aber wenn der Patient anschließend an eine Sitzung wieder Kraft hat, dann waren die Mittel richtig, die in der Behandlung alle als Stirnstrich gegeben werden. Falls ich vorher und nachher Fotos anfertige, sind allerdings häufig Unterschiede zu sehen, die erheblich sind und die die Wiedererlangung von Energie leichter belegen können als tausend Worte.

Wer sich also in dieses Buch Abenteuer Homöopathie hinein stürzt, kann sich auf eine kleine Energiereise begeben, denn hier wird in erster Linie energetisch gearbeitet. Dies betrifft auch die Psychotherapie und die Sitzungen, die im Alphazustand erfolgen.

Für den interessierten Leser wünsche ich ein Schmunzeln, wenn es humoristisch wird, und Erkenntnis, wenn es um neue Wege in der energetischen Medizin geht. Mit diesen guten Wünschen für ein Lächeln und eine Erkenntnis übergebe ich das Buch der Öffentlichkeit!

Heinrich Zeeden, 23.02.2023

Vorwort von Sonja Gröber

Kennenlernen durfte ich Heinrich Zeeden als einen sehr wissbegierigen, zielorientierten, liebevollen und offenherzigen Menschen voller Lebensfreude. Er besitzt die nötige Motivation immer wieder neue Ansätze zu erforschen, um bestehende Therapiehindernisse zu lösen.

Heinrich Zeeden ist es ein großes Anliegen, seine Erfahrungen, Erfolge und sein enormes Wissen zu vermitteln. Dies gelingt ihm auf eine spannende und humorvolle Art und Weise in seinen Büchern „Abenteuer der Homöopathie - Kinesiologie", für Therapeuten und Laien gleichermaßen. Auch in diesem 5. Band bleibt die Faszination der Vielfältigkeit möglicher Ursachen für Erkrankungen nicht aus.

Eine Möglichkeit, die Ursachen herauszufinden, ist die Kinesiologie. Durch den Muskelreflextest wird das Körperwissen, das in allen Zellen gespeichert ist abgefragt. Ganz nach dem Motto „niemand weiß mehr über dich, als du selbst".

So können z.B. bei einer Person bestehende Herzrhythmusstörungen und Engegefühl in der Brust durch ein Trauma, Unfall oder Schuldgefühle ausgelöst werden und bei einer anderen Person durch eine geopathische Belastung, ein exogenes Störfeld, oder durch ein Narben- oder Zahnstörfeld.

Sind die Ursachen für die bestehenden Beschwerden erkannt, werden im selben Verfahren die passenden homöopathischen Mittel ausgetestet.

Die Homöopathie wirkt nach dem Ähnlichkeitsprinzip. Ähnliches kann durch Ähnliches geheilt werden.

In potenzierter Form liefern die Globuli die passende Information, um die Ursache für bestehende Beschwerden zu lösen. Ist z.B. ein Narbenstörfeld Ursache für die bestehenden Herzrhythmus- störungen, lösen sich diese auf, wenn man das Narbenstörfeld behandelt.

Heinrich Zeeden hat das bestehende Spektrum an homöopathischen Mitteln in gekonnter und logischer Art und Weise ergänzt und somit den Weg, Therapiehindernisse zu lösen, von einer Einbahnstraße in eine mehrspurige Autobahn erweitert. Eine Erleichterung für jeden Therapeuten. Dafür bin ich Heinrich Zeeden sehr dankbar.

Ich wünsche allen Lesern viel Spaß und meinem Lehrer und Freund Heinrich Zeeden weiterhin viel Erfolg und Freude.

Sonja Gröber
Heilpraktikerin
Krauchenwies, den 19.04.2023

Inhaltsverzeichnis - nach Fachgebieten geordnet

1. Besetzung

Fall 401 – Besetzung während einer Herzoperation

Am 23. 06. 2022 erscheint die mir bestens bekannte, 71 Jahre alte Konditorin, die mich zum wiederholten Male aufsucht.

Im August 2018 hatte sie sich einer Herzklappenoperation unterzogen, gleichzeitig wurde ein Aneurysma behoben. „Seit dieser Operation habe ich jede Menge Schwierigkeiten" erzählt sie wörtlich.

Hierzu zählen diese Symptome:
Ängste, Depressionen, fremde Gedanken, Zukunftsängste, eine unfreiwillige Gewichtsabnahme von 7 bis 8 Kilogramm, Kältegefühl in Händen und Füßen und Gleichgewichtsstörungen.

Im kinesiologischen Test frage ich erst nach der Operation, die mit schwachem Arm kommt. Der Operateur kommt ebenfalls mit schwachem Arm. Die Frage, ob der Operateur besetzt war, kommt mit ja, und die Übertragung von Fremdenergien auf Sonja kommt ebenfalls mit einem Ja.

In der Systematik kommt ein Narbenstörfeld, das später noch mit einer Handberührung getestet wird, das mit Narbenunterspritzung D 30 behoben werden kann.

Die Ängste, Depressionen und fremden Gedanken werden durch
Psycho Komplex Z
Aconit D unendlich und
Argentum nitricum D unendlich kompensiert,

die negativen Felder und die daraufhin erfolgte Besetzung wird durch die Mittel
Schutz Komplex Z
Schattenjägertum D 30
Schwarzmagiertum D 100 Mio. aufgehoben,

die schmale Figur, die seit Jugend immer kalten Hände und Füße sowie die Gewichtsabnahme wird durch die Mittel
Silicea D 100 Mio.
Tuberculinum KOCH alt D 200 kompensiert,

eine Aurabesonderheit benötigt den
Aura Komplex Z,
die anzunehmende Therapieresistenz wird durch die Mittel
Rechtsdrehung D 1000
Wechseldrehung D 1000 durchbrochen,
und das gestörte Gleichgewicht sollte durch das Mittel
Cocculus D 200 wieder ins Gleichgewicht kommen.
Nachdem alle Mittel als Stirnstrich appliziert worden waren, waren beim Nachtest alle Stichworte stark.
Im nächsten Jahr wollen wir uns erneut treffen, um die Wirkung der heutigen Therapie zu überprüfen.

2. Elektromagnetische Felder als Ursache für Krankheiten und Symptome, Elektrosensibilität

Fall 402 – Elektrosensitivität

Anamnese vom 20.10.2022

Bea kommt auf Empfehlung einer Patientin von ihr. Bea ist Therapeutin.
Zunächst kümmern wir uns um jene Symptome, die sie wegen des angeschalteten WLAN empfindet. WLAN = Wireless Local Area Network, engl. für drahtloses lokales Netzwerk

WLAN – Symptomatik

Während Bea auf dem Stuhl mir gegenüber sitzt, berichtet sie mir, dass sie heftigste Sensationen verspürt, die sie auf die WLAN Wellen zurück führt.
Hierzu gehören Herzrasen, innere Unruhe mit Angst, Zähneklappern und ein Vibrationsgefühl in den Fußsohlen. Alles auf Skala = 10.

Therapie 1

Zunächst gebe ich den Strahlenschutz Komplex Z, Radium bromatum D 1000 und WLAN D 1000. Im Stehen gehen die Sensationen in Sekundenschnelle zurück, kommen aber nach einer Minute alle wieder, bei Skala = 8.

Therapie 2

In der zweiten Therapie gebe ich die gleichen Mittel, nur höher potenziert, auf D 100 Mio.,
Wirkung: ihre Aura flattert, sie bekommt das Gefühl, als ob sie wächst und dreimal größer wird.

Für diese Sensationen gebe ich den Schutz Komplex Z, und die Aurastabilität D 30, D 1000 und D 100 Mio.
Wirkung: Die Aura ist jetzt stabil. Im Sitzen sind die Sensationen wieder da, Skala = 8.

Therapie 3

Ich erkenne jetzt zahlreiche Besetzungen, die sich unter dem Stirnstrich mit Schutz Komplex Z, Schattenjägertum D 30 und Schwarzmagiertum D 100 Mio. verflüchtigen.
Sie selbst sieht noch Krokodiloide. Ich empfehle ihr, ihnen Arsenicum album D 100 Mio. und Stramonium D 100 Mio. zu geben. Sie gibt den Krokodiloiden diese Impulse, die daraufhin sofort verschwinden.
Wirkung: Die Fußsensationen sind noch auf Skala = 8 vorhanden, alle anderen Symptome sind verschwunden.

Therapie 4

Sie hat noch ein Loch in der hinterwandigen Aura, und eine Delle an der linken Schulter, wo ein energetischer Schlauch angeschlossen war, durch den ihre Energie abgezapft wurde. Ich gebe ihr Strahlenschutz Komplex Z, Radium bromatum D unendlich, WLAN D unendlich, goldenes Ei D 30 bis D unendlich, Schlauchlosigkeit D 30.

Wirkung: Im Stehen ist jetzt „alles weg". Sie spürt jetzt eine positive Verstärkung ihres Energiefeldes und hat einen Anschluss an die kosmische Energie.
Alle Symptome sind jetzt bei Skala = 1 gelandet. Sie spürt jetzt eine stabile Schutzhülle, die sie früher noch nie gespürt hatte, auch nicht nach den zahlreichen Therapien, die sie bereits durchgemacht hatte.
Ein sehr gutes Ergebnis.

Überlegungen zum Fall (01)

Dem WLAN hatten wir es zu verdanken, dass sie sofort Symptome bekommen hatte, bevor wir noch mit der eigentlichen Anamnese beginnen konnten. Das WLAN hat ihre Geisterwelt gewissermaßen demaskiert, sodass wir an diese dauerhaften und unangemeldeten Fremdenergien herantreten konnten und sie ins Licht schicken konnten.
Insofern hatten wir mit dieser besonderen Modalität Glück, weil wir den Kern der Problematik sofort angehen konnten.

Beschwerden

Unterhalb seitlich des linken Auges hat sie eine Hautverfärbung in einen bläulichen Ton, der mich an einen Schlag ins Gesicht erinnert, den sie vor langer Zeit erlitten haben mag. Sie selbst berichtet, dieser Fleck sei erst mit 45 Jahren aufgetreten, immer größer geworden bis zur jetzigen Größe, ca. 3 x 3 cm. Sie möchte diesen Fleck weg lasern lassen oder chirurgisch entfernen lassen, gewissermaßen als ein Zugeständnis an ihre Eitelkeit. Bisher wurde ihr von einer Entfernung abgeraten.

Sie selbst glaubt, dass dieser Fleck etwas mit ihren Schuldgefühlen zu tun hat. Sie hat einen jetzt 29 Jahre alten Sohn namens Johannes, der „nicht lebensfähig“ ist. Er wurde lebenslänglich verwöhnt, musste nie etwas leisten, vertat sein Leben mit Nichtstun und hat nach ihrer Vorstellung sein „Leben verwirkt“, weil er nichts aus seinem Leben macht. Er lebt bei seinem pakistanischen Vater, von dem er abhängig ist.

Biografische Notiz zu Johannes

Johannes hatte eine sehr lange und schwere Geburt. Nachdem er zwei Tage im Geburtskanal fest gesteckt hatte, wurde ein Notkaiserschnitt gemacht. Als er neun Jahre alt war, hatte Bea sich von ihrem Mann getrennt.

Johannes blieb bei seinem Vater, der ihn nach Mekka mitnahm, wo er sich einen Dämon in seinen Bauch eingefangen hatte. Johannes war verheiratet, anscheinend auch schon wieder geschieden, und hat ein kleines Kind, das vermutlich von seiner Exfrau versorgt wird.

Johannes hat jetzt einen Knoten in seiner Schilddrüse, der sonografisch schlecht zur Umgebung abgegrenzt ist und ein maligner Tumor sein könnte. Die Kollegen in der Praxis hatten ihm wohl gesagt, es sei alles nicht so schlimm und ihn ohne weitere Behandlungsanweisungen weggeschickt. Aber der Knoten wird größer und drückt auf den Kehlkopf. Sein Vater ist 74 Jahre alt und wohnt ca. 10 km entfernt. Bea hat Sorgen, falls der Vater stirbt, was sie mit dem Sohn anfangen könnte, wie sie ihn unterstützen könnte? Dazu fällt ihr keine Lösung ein.

Der Sohn Johannes hat nach ihrer Einschätzung und nach obskuren Voraussagen das Potenzial eines Mahatma Gandhi, aber er macht aus seinen Fähigkeiten nichts. Er verharrt wie in einer Starre oder Depression.

Für die Schilddrüse ist ein Szintigramm und später eine Biopsie geplant, alles erst in vier Wochen, weil keine Termine vorher frei sind. Aus meiner Sicht ist der Knoten Karzinom verdächtig und muss in jedem Fall ganz raus, weil er auf den Kehlkopf drückt. Ich würde die OP ohne vorherige Szintigrafie und Biopsie planen und zwar so schnell wie möglich.

Das Gegenargument: Johannes hat panische Angst vor Ärzten und will auf keinen Fall operiert werden. Für die Ängste empfehle ich Argentum nitricum D 1000 und Arsenicum album D 100 Mio.

Schließlich hatte Johannes noch vor kurzer Zeit gesagt: „Mama, ich habe Angst, ich habe ein Karzinom, ich muss sterben". Das alles gefällt Bea nicht und sie macht sich Sorgen.

Die Blase

Seit ihrer Kindheit kann sie die Blase nicht halten und musste schon auf dem Schulhof Wasser lassen, weil der Drang so plötzlich kam. (Z. n. Übergriffigkeit oder Missbrauch?).
Seit sie sich erinnern kann, leidet sie unter einer Reizblase. Hierfür finde ich den Blasen Komplex Z.

Sie habe auch immer wieder Pilze im Darm, und immer wieder kommt es zu einem Juckreiz am After. Hierfür finde ich die Mittel Pilz Nosode D 30, Imipenem D 30 und Darmbiotom D 30. Wenn sie nach dem Verkehr die Zapper von Hulda R. Clark nimmt, kann sie damit vieles kompensieren.

Corona

Bisher konnte sie sich von einer Corona Impfung fern halten, weil sie weiß, was es mit der Impfung auf sich hat. Sie berichtete von einer Patientin, die sich hatte impfen lassen, daraufhin hatte sich bei ihr die längst zur Ruhe gekommene Leukämie gemeldet, an der sie dann schlussendlich gestorben ist.

Für die Impf Ausleitung für den Sohn und ihren Partner empfehle ich diese Mittel:

Corona Impf Komplex
Ausleitungs Komplex Z
Lipid Ausleitungs Komplex Z
Shedding Energie D 30
Kundalini Energie D 30

Zinzino

Zinzino ist ein Balance Oil, das die Balance zwischen den Omega 3 und Omega 6 Fettsäuren positiv beeinflusst und so zu einer guten und lange anhaltenden Gesundheit beiträgt. Clara gibt ihr eine Flasche mit Zitronengeschmack mit. Dosierung: Ein Esslöffel täglich ins Müsli oder in andere Speisen geben.

Überlegungen zum Fall (02)

Bei Bea überschneiden sich mehrere Pathologien, sodass sie nur schwer auseinander zu halten sind. Einmal gibt es zahlreiche Besetzungen, die bei ihr zu halluzinatorischen Sinneseindrücken führen. Die Elektrosensitivität verursacht ihr zahlreiche Schmerzen und Beschwerden. Schließlich ist alles überlagert von der Sorge, was wird aus dem Sohn, der nicht für sich selbst sorgen kann.

3. EMDR, Enttraumatisierung

Fall 403 – Enttraumatisierung vom Ableben der Mutter

Am 23.06.2022 treffen wir uns in meiner Praxis.

Die 58 Jahre alte Verwaltungsangestellte Helene erscheint zu der dritten Sitzung in diesem Jahr. Sie hat Angst, was mit ihr passiert, wenn ihre 85 Jahre alte Mutter eines Tages sterben wird. Sie ist geschieden, hat einen 35 Jahre alten Sohn, der aber der Familie nicht sehr nahe steht. Er hat eine Freundin und möchte im folgenden Jahr heiraten, ist dann also noch „weiter weg". Sie hat Angst, was passiert, wenn sie dann eines Tages alleine ist.

Ich hatte ihr eine Voraus – Enttraumatisierungssitzung vorgeschlagen, in der wir alle Phasen des Abschiedes von der Mutter durchgehen und die dazugehörigen Gefühle so stabilisieren, dass sie im Ernstfall in ihrer Mitte bleiben kann.

Nach dem kinesiologischen Grundtest teste ich als erstes „Ableben der Mutter" mit schwachem Arm.
Hierfür finde ich diese Mittel:
Stramonium D 100 Mio.,
Arsenicum album D unendlich,
Argentum nitricum D 1000,
Kalium phosphoricum D unendlich,
Aconit D unendlich und den
Psycho Komplex Z, der auch den Trauma Komplex enthält.

Nach dem Stirnstrich der Mittel 1 bis 6 = Therapie 01, kommt der Arm bei dem Stichwort „Ableben der Mutter" mit starkem Arm.

Wirkung 01 = tiefe Entspannung. Zusätzlich kommt das Gefühl auf, „Ring um die Brust“, Engegefühl, Skala = 3.

Therapie 02 = Cactus D 30.
Wirkung 02 = Der Druck lässt nach. Die Handflächen beginnen zu brizzeln.

Therapie 03 = Gelsemium D 1000.
Wirkung 03 = Das Brizzeln in den Handflächen lässt nach, aber es kribbeln jetzt die Nase und beide Oberschenkel.

Therapie 04 = Gelsemium D 100 Mio.
Wirkung 04 = Das Brizzeln lässt nach.

Hier kommt eine Phase der Lachtherapie in Spiel. Ich sage, „Alles ist ganz einfach, wenn man weiß, wie es geht“, dann meine ich: „Aha, mein Größenwahn ist mal wieder durchgebrochen, aber natürlich nur der scheinbare. Es ist so schwer, den scheinbaren vom richtigen Größenwahn zu unterscheiden“. Wir lachen beide ca. 2 Minuten. Dieses Lachen hat ebenfalls enttraumatiserende Wirkung, deshalb ist es eine wichtige Zusatzkomponente bei der gesamten Enttraumatisierung von dem Bild „Ableben der Mutter“.
Worüber gelacht wird, ist dabei nebensächlich.

Wir kommen zum ersten Bild für das Ableben der Mutter. Sie liegt auf ihrem Sterbebett, Helene setzt sich an die Bettkante und hält ihre Hand fest. Ich frage, was sie fühlt. Es ist ein leichter Druck auf der Stirne.

Therapie 05 = Nux vomica D 30.
Wirkung 05 = Der Druck lässt nach. Jetzt fühlt sie einen Kloß im Hals. Hierfür gebe ich

Therapie 06 = Ignatia D unendlich.
Wirkung 06 = Tränen laufen ihr in Gedanken über das Gesicht. Der Kloß im Hals wird kleiner, aber die Zunge wird pelzig und es breitet sich Trauer aus.

Therapie 07 = Natrium chloratum D unendlich, Stramonium D 100 Mio.
Wirkung 07 = Die Trauer nimmt weiter zu. Es gibt Druck im Hals. Sie umarmt in Gedanken ihre Mutter und streicht ihr über den Kopf.

Therapie 08 = Ignatia D unendlich, Lachesis D 30.
Wirkung 08 = Der Hals wird frei, die Trauer nimmt wieder ab, die Trauer löst sich in der Umarmung auf. Die Erleichterung tut gut. Kann sie nach dem Tod ihrer Mutter noch Kontakt zu ihr halten, oder hindert sie der Kontakt mit ihr an ihrer weiteren Entwicklung? Sie kann weiterhin den Kontakt halten. Es kommt zu einer tiefen Stimmigkeit. Sie visualisiert, wie die Mutter die Augen für immer schließt. Sie spürt ein Leeregefühl im Hals.

Therapie 09 = Auffüllung des Leeregefühls D 30.
Wirkung 09 = Das Leeregefühl verschwindet, und sie sieht, wie die Urne ins Grab gestellt wird.

Wir sehen, dass die Mutter neben dem Grabstein steht und sich wundert, warum alle ihre Freunde und Verwandte kommen, und welches Fest gefeiert werden soll?

Helene hält ihre Hand zum Händedruck hin, die Mutter erkennt, dass sie nicht mehr zudrücken kann, sieht an ihren Füßen, dass diese nur noch aus Licht bestehen und erkennt, dass sie „tatsächlich" gestorben ist. Sie sieht die mit Stramonium Licht gefüllte Litfaßsäule aus Plexiglas, tritt dort ein und fährt wie mit einem Aufzug ins Licht. Jetzt hat sie die letzte und wichtige Erkenntnis bekommen, das sie „tatsächlich" gestorben ist und keinen Platz auf der dreidimensionalen Erde hat und reist in die nächste Dimension.

Fall 404 – Wut auf die Unaufrichtigkeit und Enttraumatisierung

Anamnese vom 21.10.2022

So wütend wie heute habe ich Ricarda noch nie erlebt. Sie kochte geradezu und formulierte auch, dass sie heute richtig wütend sei, und das auch nicht hinter einer guten Stimmung verbergen könne. Die 49 Jahre alte, schlanke und gepflegte Frau mit sehr gutem Aussehen setzt sich zu uns an den Kaffeetisch, sie hat Mohnkuchen mitgebracht, sodass wir unsere tägliche Opium Ration „in homöopathischen Dosen" verzehren können. Clara reicht uns noch Kaffee, sodass die Stimmung trotz der Wut im Bauch etwas gemütlich wird.

Ricarda hat ein Sportstudio, ein Fitness Center. Jeden Tag erscheinen erneut Kunden zum Training, die eine Impfproblematik aufweisen. Ein Mann hat einen rasch wachsenden Tumor in der Brust, ein anderer ist gerade geimpft und ist dabei, aufs Laufband zu gehen, ein anderer berichtet, gestern geimpft gegen Corona, morgen gegen Grippe, übermorgen ist eine OP geplant. Jeden Tag werden es mehr Patienten, die über Impffolgen klagen. Ricarda ist traurig und wütend, dass die Nachteile der Impfung in der Öffentlichkeit nicht diskutiert werden und Patienten mit Symptomen im Regen stehen gelassen werden. Sie ist wütend, dass die Aufklärung nicht korrekt funktioniert. Müttern, die über Impffolgen ihrer Kinder klagen, werden abgetan mit der Bemerkung, Impffolgen gibt es gar nicht, das ist alles etwas ganz anderes. Aber was genau, kann auch keiner sagen.

Es ist der Ärger über die Unaufrichtigkeit unserer Zeit.

Ich überlege mir, wie wir Ricarda am besten helfen können, ohne sie abzuwürgen. „Denke doch einfach mal positiv" würde ich als Abwürgung verstehen. Das würde ihr letztlich in dieser Situation nicht helfen.

Die Enttraumatisierung

Ich überlege mir, Ricarda zu enttraumatisieren. Dabei geht man so vor, dass man sich erkundigt, wann der erste Wutanfall stattgefunden hat, an den sie sich erinnern kann. Diesen würde man dann auflösen, dann den nächsten, dann den übernächsten. Hat man die Vorgängertraumata aufgelöst, ist meistens auch die Luft für den gegenwärtigen Ärger raus.

Der erste Ärger richtete sich gegen einen Geschäftspartner, mit dem sie 2015 eine Firma gegründet hat. Als sie bemerkte, dass der Geschäftspartner Geld aus der Kasse nahm und versuchte, sie zu übervorteilen, wurde sie sehr wütend und es kam zu einem Prozess.

Wo spürte sie diesen Ärger? In der Herzgegend und am Hals rechts. Clara kommentierte, das sind die Stellen wo Ricarda häufig ihre Hand hinlegt. Ich teste die Mittel Cactus D 30 und Lachesis D 30 aus, sie kommen beide. Nach dem ersten Stirnstrich berichtet Ricarda, die Wut ist über das Herz und beide Arme sehr schnell von ihr abgeflossen. Die Wut über den Geschäftspartner kann sie nicht mehr spüren, sie kann die Wut nicht mehr finden.

Der zweite Ärger richtete sich gegen ihre Mutter, weil diese an Weihnachten zu diktatorisch war. Ich testete dieses mal wieder Cactus, Lachesis und zusätzlich den Schulterkomplex Z. Alle drei Mittel kommen und werden erneut eingestrichen.

Die Wirkung war prompt, wieder war die Wut abgeflossen, und auch das Verletztheitsgefühl war nicht mehr zu spüren.

Der dritte Ärger war jener über täglich neue Impffolgen bei ihren Kunden. Ärger, dass diese Menschen hereingelegt worden waren, nicht ausreichend aufgeklärt waren und jetzt schwer zu behandelnde Leiden aufwiesen. Ich vermute, sie hat jetzt ein verletztes Gerechtigkeitsgefühl. Hierfür finde ich Causticum D unendlich.

Nach dem dritten Stirnstrich mit diesem Mittel kommt es zu einer allgemeinen Ruhe, zu einem Wohlgefühl der Stimmigkeit, die sie wie eine Aura aus Sonnenlicht empfindet. Genau in diesem Moment erscheint auch die Sonne das einzige Mal an einem Regentag, an dem es sonst nur graue Wolken am Himmel gibt. Sie hat sich eine Sonnenaura zugelegt, und ihre Wut ist vollständig verschwunden.

Die Enttraumatisierung ist gelungen und hiermit beendet.

Die schmerzhafte Brustwirbelsäule

Wie vermutet, ist die Brustwirbelsäule (BWS) im Röntgenbild regelrecht, und orthopädisch lassen sich keine Ursachen für ihre Beschwerden ausmachen. Ich tippe auf eine emotionale Störung, die sich „in der Nähe des Herzens" abspielen mag, aber nicht direkt das Herz betrifft.
Sie berichtet hierzu passend von einem Vortrag im Radio, den sie in der Schweiz gehört hatte, was Eltern empfinden, wenn ihr Kind kurz vor, kurz nach oder während der Geburt gestorben ist. Das hatte sie damals so sehr mitgenommen, dass sie den ganzen Schmerz nachvollziehen konnte und hemmungslos weinen musste. Sie sinniert, dass sie vielleicht in einem letzten Leben ein Kind verloren haben könnte, und in „diesem Leben" diesen heftigen Schmerz nicht noch einmal erleben möchte. Daher ist sie unverheiratet und hat auch keine Kinder. Sie ist Single aus Überzeugung.

Ich stelle mir vor, dass ich sie von dieser Angst befreien könnte, damit sie in einem „zukünftigen Leben“ eine Partnerschaft eingehen kann und auch angstfrei Kinder bekommen kann. Hierfür sind die Mittel geeignet, die Trauer und Verlustgefühle auflösen können: Natrium chloratum D 100 Mio., Rubin D 1000 und kleiner Bär sc D unendlich.
Alle sind im Psycho Komplex Z enthalten, sodass ich nur den Psycho Komplex teste.
Nach dem Stirnstrich mit dem Psycho Komplex Z erhalte ich am Arm die neue Information, jetzt kann sie Kinder bekommen, ohne die Angst, sie könnten bei der Geburt sterben. Sie berichtet von einem intensiven inneren Frieden.

Prophylaktische Maßnahmen

Ihr Vater war an einem Herzinfarkt gestorben, der im Rahmen eines Diabetes mellitus aufgetreten war. Wie könnte sie verhindern, dass sie einen Diabetes mellitus bekommt? Hierfür empfehle ich den Diabetes Komplex Z.

Die Sehkraft vermindert sich, und auch hier können wir prophylaktisch arbeiten mit Augen Komplex Z.

Repertorium

Zum Schluss berichtet sie, dass sie mein Büchlein „Repertorium der HOM KIN“ immer bei sich trägt, weil sie bei allen Beschwerden dort wertvolle Tipps findet, die sie sich einstreicht. Als Beispiel nennt sie einen Nierenschmerz linksseitig, den sie empfand, nachdem sie ihren Nierengurt abgelegt hatte, den sie sonst immer zu tragen pflegt. Im Buch fand sie den Nieren Komplex Z, strich ihn sich abends noch mehrfach ein, und am nächsten Morgen waren die Beschwerden dauerhaft verschwunden. Spontan oder durch Stirnstrich ließen wir hier einmal offen.

4. Gefäßverengung, Arterielle Verschlusskrankheit (AVK)

Fall 405, Vorgehen bei Gefäßstenosen

Am 01.02.2023 erscheint der 67 Jahre alte Otto in meiner Praxis. Ich kenne ihn schon viele Jahre, er hat eine genaue und vollständige Buchführung über alles, was seine Gesundheit betrifft. Er hat keine Kälteempfindlichkeit dieser Tage und kommt mit der Fragestellung, wie er mit seinen Gefäßen umgehen soll, die dopplersonografisch bereits Einengungen zeigen.

Anamnese vom 01.02.2023

In der Sonografie wurden Einengungen von 35% gefunden, einmal in der linken Halsschlagader, einmal in der Bauchaorta. Nach den Leitlinien ist das eine wichtige Indikation für Cholesterin senkende Mittel. Da in den Plaques der eingeengten Gefäße Cholesterin gefunden wird, nimmt man an, dass eine Cholesterinsenkung zu einer Abmilderung der Gefäßstenosen der Zukunft führen würde.

Die Framingham Studie

Die Leitlinien für KHK wurden erstellt, nachdem die Framingham Studie ausgewertet wurde. Diese wurde 1948 in dem Städtchen Framingham in Massachusetts in den USA gestartet auf der Suche nach den Risikofaktoren, die zur Koronaren Herzkrankheit (KHK) führen.

Zitat
„3 wegweisende Ergebnisse bei der Auswertung der Framingham-Studie konnten die beteiligten Wissenschaftler für wichtige Risikofaktoren für eine **Koronare Herzkrankheit (KHK)** feststellen.

Mit zunehmendem Alter, Bluthochdruck, erhöhten Cholesterin-Werten, Übergewicht, Nikotin- und Alkoholabusus steigt das Risiko an."
Zitat Ende
Link = https://www.bing.com/search
form=MOZLBR&pc=MOZI&q=framingham+studie+ergebnisse

Cholesterin senkende Mittel

Alle eingesetzten Cholesterinsenker wie Rosuvastatin, Ezetimib und Pravastatin wurden nicht vertragen: Es kam jedes Mal zu erheblichen Muskelschmerzen, schon morgens beim Aufwachen. Nach Cholesterin Senker Einnahme und schwerer Arbeit stieg der Wert für CK (Kreatininkinase) jeweils deutlich an. Ein Zeichen für den Untergang vom Muskelzellen.
Der Cholesterinwert ging unter der Medikation von Cholesterinsenkern nicht herunter (aktuell = 239 = sehr guter Wert). Somit ist die Verträglichkeit und die Wirksamkeit völlig unzureichend. Alle drei Präparate mussten wegen Unverträglichkeit abgesetzt werden.

Die Mediaentzündung als Ursache von Gefäßeinengungen

Pathologen haben herausgefunden, das der Beginn einer Einengung eines Blutgefäßes mit der Entzündung der mittleren Gefäßschicht, der Lamina media beginnt. Diese führt zu einer Unregelmäßigkeit in der inneren Gefäßwand. Anschließend strömen Thrombozyten herbei, um die Unregelmäßigkeit oder das aufgebrochene Gefäß abzudichten, indem sie einen Fibrinmantel bilden, der das Leck in der Gefäßwand abdichtet. In diesen Fibrinbelag lagert sich sekundär auch Cholesterin ein.

Der kinesiologische Test

Für die AVK fand ich die Mittel
AVK Komplex Z,
Stoffwechsel Komplex Z und
Regenerations Komplex Z,

für die entzündeten Gefäßwände fand ich
Entzündungs Komplex Z,
Eiter Komplex Z und
Gefäßwände D 30,

für die hohe CK, die von einer alten Prellung herstammen mag,
Conium D 100 Mio.,
Musculus D 30 und
Rhus tox. D 1000.

Der Cholesterinwert von 239 kommt bei meinem Patienten mit starkem Arm, der Wert ist für ihn normal und nicht zu hoch, jedenfalls nicht therapiebedürftig. Aus diesem Grunde scheint es kein Risiko darzustellen, dass kein Cholesterinsenker gegeben werden kann.
Die mangelhafte Verträglichkeit spiegelte sich auch im Anstieg des Muskelenzyms CK (Kreatinkinase) wider. Die Bedeutung: steigt die CK an, bedeutet das eine Zerstörung von Muskelzellen. Dazu passend hatte Otto auch Schmerzen morgens beim Aufwachen in der Oberschenkelmuskulatur, wo sich vermutlich die meisten Muskelzellen aufgelöst hatten. Da der Cholesterinwert unter allen drei Choelsterinsenkern nicht zurückgegangen war, gab es bei der Nutzen – Risiko Analyse nur Argumente, den Cholesterinsenker unbedingt wegzulassen.

Überlegungen zum Fall

Wenn man das Risiko für eine Koronare Herzkrankheit und einen potenziell sich entwickelnden Herzinfarkt abschätzen möchte, geht man auf insgesamt sechs Faktoren ein, die eine statistische Relevanz haben. Nikotin, Hypertonie (Bluthochdruck), Diabetes mellitus, Übergewicht, den Cholesterinspiegel und Stress.

Bei meinem Patienten war nur der Cholesterinspiegel mit 239 mg% über dem seit ca. 15 Jahren festgelegten Höchstwert von 200 mg% gelegen, alle anderen Faktoren waren abwesend. Die Bedeutung: Das Risiko für Gefäßeinengungen war gering. Falls die sonografische Untersuchung korrekt war, gab es dennoch Gründe, die Entwicklung von Gefäßeinengungen zu reduzieren.

Ein Mittel, das die Gefäße schonend wieder erweitert, ist das Okoubaka. Hierzu gibt es mehrere veröffentlichte Fälle in mehreren Büchern meiner Buchreihe „Abenteuer Homöopathie" Band 1 bis 4. In der Inneren Medizin kann man beim frischen Herzinfarkt, der nicht älter als 6 Stunden ist, die Enzyme Streptokinase und Urokinase geben, die in der Lage sind, ein Fibringerinnsel wieder aufzulösen. Diese beiden Enzyme sind in potenzierter Form im AVK Komplex Z enthalten. Zusätzlich findet man die Mittel optimaler Sauerstofftransport D 30 und Rekanalisierung D 30, gesunde Arterien D 30 und Arnica D 1000 für alle Verletzungsfolgen. Der Fall 321 in Abenteuer Homöopathie, Band 4 zeigt die hohe Potenz von Okoubaka.

5. Gelenkschmerzen – Arthrose

Fall 406 – Sind Kniegelenke regenerierbar?

Anamnese vom 18.10.2022

Am 18.10.2022 erschien die fast 74 Jahre alte Heike aus Hessen zum zweiten Mal. Sie kam auf Empfehlung von Herrn Nickel, den ich zuletzt vor 20 Jahren in Kefenrod behandelt hatte. Damals hatte eine Injektion mit NeyAthos Nr. 43 D 7 ausgereicht, um ihn für viele Jahre von seinen Knieschmerzen zu befreien.

Frau Nickel hatte ich über eine Fernbehandlung therapiert, und Heike berichtete, dass auch die Knieschmerzen von Frau Nickel sich schon gebessert hätten.

Heike berichtete weiter, dass sie seit den Injektionen im Juni 2022 keinerlei Knieschmerzen mehr verspürt hätte, zusätzlich sei sie „lebendiger" geworden, und ihre Vitalität habe zugenommen. Sie arbeite noch in der Landwirtschaft mit, sodass sie täglich viele Stunden auf den Beinen sei. Zusätzlich habe sie einmal pro Woche die Globuli für ihre Knie eingenommen, das habe bisher sehr gut gewirkt. Diese Mittel waren Gelenk Standard Z, Muskel Komplex Z und Patellaführung D 30.

Allgemein roborierende Maßnahmen

Neben den Injektionen in die Kniegelenke mit der Idee einer Regeneration hatte die Patientin noch eine bewährte allgemeine roborierende Maßname erhalten:
Vitamin B 12, 1000 µg intravenös, danach Blutentnahme von 1 ml Blut, Mischung mit Echinacea comp. der Firma Heel und intramuskuläre Eigenblutinjektion mit diesem Gemisch. Die Wirkung ist häufig ein Gefühl von Kraft und Vitalität, das manchmal deutlich länger als nur einen Tag anhält.

Aktuelle Beschwerden

Heike klagte über schmerzhafte Verspannungen im Nacken – Schulterbereich, die unter Cuprum metallicum D 1000 und Rechtsdrehung D 1000 rasch verschwanden.

Sie weiß, dass sie ein Hörgerät benötigt, sie hört sehr schlecht, aber sie konnte sich noch nicht zu einer Untersuchung entschließen. Außerdem klagte sie über Piepen im Ohr – über Tinnitus. Hierfür finde ich Tinnitus Komplex Z und Schwerhörigkeits Komplex Z.

Therapie

Wir wiederholen die Injektionen vom Juni 2022, NeyAthos Nr. 43 D 7 in beide Knie intraartikulär, Vitamin B 12 intravenös – das gelingt, obwohl sie nur ein kleine und dazu noch quer stehende Vene in der rechten Armbeuge hat – und Echincea comp. als Eigenblutinjektion intramuskulär.

Alle Mittel werden per Stirnstrich eingegeben.

Dies waren ihre neuen Mittel:

Tinnitus Komplex Z,
Schwerhörigkeits Komplex Z
Cuprum metallicum D 1000,
Rechtsdrehung D 1000

Verlauf vom 03.02.2023

Die inzwischen 75 Jahre alte Heike kommt am 03. 02. 2023 aus der Wetterau nach Weidenau. Sie macht einen lebhaften Eindruck mit ihren 75 Jahren, an drei Tagen kommen die Kinder mit ihren Enkeln zu Besuch, dann kocht sie. Zusätzlich baut sie einen Stall in ein Wohngebäude um.

Jeden Tag wird sie gebraucht. Als sie ein kurzes Gespräch mit meiner Vermieterin hat, sagt sie: „Herr Doktor hat mich gerettet".

Die Knie sind wunderbar, sie schmerzen nicht mehr. Die Injektionen mit Neyarthros St. 2 haben anscheinend die Regeneration sehr schön angeregt. An beiden Ellenbogen hat sie eine raue Haut mit weißlicher Auflagerung, auch nach dem Waschen sind die weißen Körnchen gut zu sehen und die raue Oberfläche der Haut zu spüren. Es handelt sich hier um eine beginnende Psoriasis vulgaris, eine Schuppenflechte. Hierfür finde ich Arsenicum album D 100 Mio.

Sie klagt noch über Schmerzen im rechten Unterarm, vermutlich durch tägliche Überlastung in ihren zahlreichen Tätigkeiten. Da sie die Mittel Arnica, Ruta, Hypericum und Symphytum bereits im Verletzungs Komplex Z hat, gebe ich ihr heute noch den Schmerz Komplex Z.

Sie berichtet von ihrem guten Zustand nach den letzten beiden Sitzungen. Daher gebe ich erneut die gleichen Injektionen wie das letzte Mal: NeyArthros St. 2 in beide Kniegelenke intraartikulär, Vitamin B 12, 1000 µg intravenös. Schließlich erhält sie Echinacea comp. (Fa. Heel) und Venenblut als Eigenblutinjektion zur Stärkung des Immunsystems.

Bei sehr gutem Allgemeinzustand und vitaler Kraft vereinbaren wir einen Termin in einem guten halben Jahr.

Überlegungen zum Fall

Kniegelenkschmerzen im Alter bei radiologisch gut sichtbarer mehr oder weniger fortgeschrittener Arthrose (knöcherne Exostosen und Gelenkspaltverschmälerung) sind eine der häufigsten Beschwerden in der orthopädischen Praxis.

Viele Patienten wünschen, so lange wie möglich auf ihren eigenen Beinen respektive Knien zu gehen, und das künstliche Kniegelenk so lange wie möglich vor sich herzuschieben.

Die Firma VitOrgan stellt besonders hoch gereinigte Organ Präparate her, in denen die Zellwände herausgefiltert sind, sodass es so gut wie nie zu allergischen Erscheinungen kommt. In diesen Präparaten finden sich dann die Organe von gesunden jungen Rindern. Hierzu gehören bei den Gelenkpräparaten gesundes Gelenk D 7, gesunde Gelenkhaut D 7, gesunde Gelenkflüssigkeit D 7 und gesunder Gelenkknorpel D 7. Unter dieser Therapie kann man sich vorstellen, dass es zur Regeneration der Kniegelenk bildenden Bestandteile kommt und so eine dauerhafte Schmerzfreiheit möglich wird.

Wenige Tage vor dieser Therapie wurde ich von einem jetzt 81 und 86 Jahre alten Ehepaar besucht, das diese Injektionen seit 24 Jahren bekommt – drei Injektionen pro Jahr, und die Knie laufen immer noch schmerzfrei und „wie geschmiert". Seit 24 Jahren keinerlei Beschwerden mehr. Vor unserer Zeit waren beiden Patienten Operationen mit neuen Kniegelenken angeboten worden, die sie damals aber abgelehnt hatten. Die regenerative Kraft dieser wertvollen Organpräparate ist also nicht zu unterschätzen und kann im Einzelfall zu vielen Jahren Schmerzfreiheit beitragen.

Bei einem weiteren Patienten mit diesen Injektionen hat die Schmerzfreiheit nach einer einzigen Injektion jeweils 7 Jahre betragen!

6. Genetisch bedingte Krankheiten / Hormonstörungen

Fall 407 – Genetisch bedingter Kleinwuchs

Anamnese vom 14. 02. 2022

Beide Eltern und beide Kinder, Diodora, 10a und Karola, 8a, erscheinen zur Konsultation. Eine sehr sympathische Familie. Der Vater interessiert sich für Puschkin, denn er hat im Rahmen des Studiums der Ost – Orientalistik auch russisch gelernt.
Die Mutter ist Lehrerin, wirkt sehr strukturiert. Beide Kinder scheinen sehr begabt zu sein, Diodora ist schon sehr groß und schlank, währen die 8 Jahre alte Karola die Größe wie ein fünfjähriges Kind hat, somit um 3 Jahre im Größenwachstum zurück liegt. Anscheinend ist vor allem die Wirbelsäule betroffen. Die Messungen der Körperlänge werden zuhause durchgeführt, es gibt ein Untersuchungsbuch für Kinder (das U–Heft), in dem die Tabelle immer noch geführt wird.

Probleme gibt es im Bereich der Hüften und des Rückens sowie beider Beine, die vor allem nach Anstrengungen weh tun. Bisher wurde die genetische Veranlagung mit Veränderung von CaLA1 dafür verantwortlich gemacht, andere Faktoren wie das somatotrope Hormon (STH) wurden wegen der „klaren genetischen Genese" außer Acht gelassen.

Der kinesiologische Test

Im Test konnte ich für den „Kleinwuchs" und die „Hüftschmerzen" diese Mittel finden:
Diphtherinum D 200 und Smaragd D 1000 für die genetische Belastung,
STH D 1000, das somatotrope Hormon als Wachstumshormon,
alle Meridiane D 30

Gelenk Standard Z
Medulla ossis D 30
Blutbildungs Komplex Z
Rechtsdrehung D 1000 und
Wechseldrehung D 1000.

Nach dem Stirnstrich war ihr warm geworden, und sie war müde geworden. Danach kamen alle Stichworte wie Kleinwuchs und Schmerzen mit starkem Arm, die Energie war angekommen.

Die Organe Innenohr und Netzhaut waren kinesiologisch stabil und benötigten keine Prophylaxe. Auch die Kollagenzusammensetzung war regelrecht.

Überlegungen zum Fall

Unter dem Stichwort Hüftschmerzen fand ich zwei Mittel für die genetische Belastung, das Wachstumshormon und zwei Mittel für die Rechtsdrehung. Schließlich im Bereich der Organbezüge das Knochenmark, den Rückenstandard Z und den Blutbildungs Komplex Z.

Somit scheint die genetische Veranlagung nur einen Teil des Problems auszumachen. Das bedeutet, dass eine Verstärkung des Längenwachstums möglich erscheint, wenn nicht zur Normalität führend, doch wenigstens sich der unteren Perzentile annähernd.
Ein schneller Puls von 96 / Minute wurde kinesiologisch als physiologisch bestimmt. Es gab keinen Bezug zu einem pathologischen Problem wie Schilddrüsenüberfunktion.

Verlauf vom 04.10.2022, Mail der Mutter Alexandra:

„Karola ist ein paar cm gewachsen. Sie ist noch deutlich kleiner als gleichaltrige Kinder aber immerhin schon 110 cm und vor allem sehr lebendig und bewegungsfreudig.

Wir waren im Sommer in einer Kinder-Orthopädie-Fachklinik. Sie waren auch sehr zufrieden mit Karolas Entwicklung. Die Hüfte entwickele sich sogar besonders gut, mit Blick auf ihren besonderen Kleinwuchs."

7. Geopathische Störfelder

Fall 408 – Ein geopathisches Störfeld löst Schlaflosigkeit und Bauchschmerzen aus

Anamnese vom 24.10.2022

Tabea berichtet von ihrer manuellen Ungeschicklichkeit, sie lässt jeden Tag etwas herunter fallen. In der Küche fällt eine Gurkenscheibe auf den Boden, insgesamt Kleinigkeiten, die sie aber sehr stören. Hierfür finde ich im kinesiologischen Test Bellis perennis D 100 Mio., das Gänseblümchen, die „ganzjährige Schöne".
An den beiden folgenden Tagen, an denen ich Tabea sehe, gibt es keinen einzigen „Fall" mehr, die Geschicklichkeit hat offensichtlich deutlich zugenommen.

Weiterhin klagt Tabea über Spannungen im Hals und im Nacken:
Hierfür finde ich Cuprum metallicum D 1000, Tetanus Toxin D 30 und befreiende Glaubenssätze D 1000.
Auch diese Spannungen lassen am Folgetag deutlich spürbar nach.

Am meisten jedoch bedrücken sie Bauchschmerzen, die nach jeder Mahlzeit auftreten, sodass sie jetzt auch mit Freundinnen nicht mehr Essen gehen kann, weil die Bauchschmerzen jeden geselligen Abend zerstören.
Beim Frühstück berichtet sie, dass sie selbst nach leichter Kost sofort Bauchschmerzen bekommt. Zusätzlich schläft sie seit einem halben Jahr schlecht und liegt nachts zwischen 3 und 5 Uhr schlaflos im Bett.

In der systematischen Testung finde ich für die Bauchschmerzen diese Mittel:
Strahlenschutz Komplex Z,
geopathische Belastung D 30
Rechtsdrehung D 1000 und
Wechseldrehung D 1000.

Am Folgetag berichtet Tabea strahlend, dass sie seit langer Zeit nachts ruhig war und durchgeschlafen hat. Dazu fällt ihr ein, dass sie zu Jahresbeginn innerhalb ihres großen Hauses umgezogen war und daher einen neuen Schlafplatz hatte. Diesen testen wir jetzt noch einmal gezielt und finden einen schwachen Arm. Ein Strahlenkreuz wird kinesiologisch ebenfalls bestätigt. Nachdem sie ihr Bett verschoben hat, ist der Schlafplatz jetzt störungsfrei.

Ein weiteres Problem sind ihre schnellen und unruhigen Bewegungen, die schnelle Sprache, alles ist schnell und unruhig. Hierfür finde ich diese Mittel:
Mittigkeit D 30,
geopathische Belastung D 30,
alle Meridiane D 30,
Konzeptionsgefäß D 30,
Nux vomica D 30,
Sonnengeflecht D 30,
Rechtsdrehung D 1000,
Wechseldrehung D 1000

Wirkung nach dem Stirnstrich mit diesen Mitteln: Tabea wurde nach dem Stirnstrich deutlich ruhiger! Subjektiv spürte sie auch ihre Mitte.

Verlauf vom 25.10.2022

Erstmals seit Langem durchgeschlafen, kein nächtliches Erwachen mehr.
Als sie nach dem Frühstück doch wieder leichtes Bauchziehen bekam, konnte sie dieses mit einem einzigen Stirnstrich mit Strahlenschutz Komplex Z wieder in wenigen Minuten beseitigen.

Am 25.10.2022 testeten wir ihre Kälteempfindlichkeit aus. Sie hatte kalte Hände und Füße, aber sie fror auch leicht. Es gab eine sehr deutliche Kälteüberempfindlichkeit, die erst bei ca. 30°C aufhörte. Hierfür fand ich nur bei Organbezug einen schwachen Arm, sodass ich
Glabella D 30 und Silicea D unendlich gab.

Glabella ist der Punkt in der Mitte der Stirn über der Nasenwurzel, sehr dicht beim dritten Auge gelegen, der von den Thermotherapeuten verwendet wird, weil er der temperaturstabilste Punkt des Menschen ist. Diesen Punkt kann man zur Temperaturregulierung benutzen. Da er kinesiologisch als einziges Organ mit starkem Arm kam, wurde er gegeben. Zusätzlich gab ich das Konstitutionsmittel Silicea D unendlich.

Überlegungen zum Fall

Tatsächlich ist diese extreme Kälteunverträglichkeit selten. Ab 12°C begann Tabea zu zittern und mit den Zähnen zu klappern, weil sie schon diese Temperatur nicht mehr aushalten konnte. Offensichtlich war das Simile Silicea, das ich in ähnlich gelagerten Fällen mit eiskalten Händen und Füßen und Kälteempfindlichkeit schon oft gefunden hatte. Zusätzlich benötigten wir hier noch das Organpräparat, den Punkt der stabilen Temperatur, die Glabella in der D 30.

Die Bauchschmerzen und die Schlaflosigkeit ließ sich im kinesiologischen Test auf ein geopathisches Störfeld zurückführen, das sich im speziellen Test der Bettstelle bestätigte. Die Bauchschmerzen nach jeder Mahlzeit gingen rasch wieder weg, wenn sie sich den Strahlenschutz Komplex Z einstrich, das Mittel der Wahl gegen Strahlungsstörfelder aller Art, ein Hinweis darauf, dass auch die Bauchschmerzen von der geopathischen Belastung her kommen.

8. Hauterkrankungen, Ulcus cruris

Fall 409, Chronische Ulzera am rechten Unterschenkel, chronische Ekelsituation

Anamnese vom 02.07.2022

Während einem Kurs in Bayern kam es am 02. 07. 2022 zur Behandlung von dem ca. 45 Jahre alten Volker, der folgende Anamnese aufwies.

2002 schwerer Motorradunfall mit mehreren Nahtoderlebnissen, früher war er beim Rettungsdienst beschäftigt und musste die Todesnachrichten den Verwandten überbringen – eine sehr unangenehme Aufgabe, die auf viele betroffene Familienmitglieder traumatisierend gewirkt haben dürfte.

Später Fraktur des rechten Oberschenkels nach Sturz.
Heute: 3 Öffnungen im rechten Bein, die seit 20 Jahren nicht zugehen.

Verdacht auf Trauerreaktion. Ulcus cruris = der stumme Schrei der Seele.

Kinesiologischer Test

Trauer über den Tod der Tochter: Arm schwach, drei Öffnungen = Arm schwach, Gegentest = Arm stark. Bedeutung: Zusammenhang besteht.

Mittel: Psycho Komplex Z, Trauer Komplex Z, Vergebungs Komplex Z.

Wirkung bei Volker: unglaublich schnelle REM – Bewegungen der Augen, die in alle Richtungen flitzten.

Kinesiologischer Nachtest

Trauer stark, Tochter stark. Energie angekommen.

Öffnungen = stark, als wären sie zu.

Verlauf vom 03.07.2022

Volker berichtet, dass es ihm „blendend" gehe. Eines der drei Uzera ist über Nacht zugegangen. Auf einen weiteren Stirnstrich wird zunächst verzichtet.

Verlauf vom 08.10.2022

Volker berichtet, dass zwei seiner Ulzera nun vollständig abgeheilt sind, nur noch das dritte Loch besteht weiterhin, wird aber kleiner.

Eine zweite Vorgeschichte

Volker erzählt die Geschichte, die sich vor einem Jahr, 2021 zugetragen hat. Als er von seinem Koma 2002 aufwachte, fühlte er den Plastikbeutel seines temporären künstlichen Darmausganges warm auf seinem rechten Unterbauch liegen, der ihm sofort Ekel verursachte. Auch als der Beutel abgehängt werden konnte, war das Ekelgefühl weiterhin präsent. 2021 hatten wir im Juli wieder einen Kurs in Bayern, sodass wir Volker auch damals behandeln konnten. Er bekam einen Stirnstrich mit dem Mittel Lac caninum D 1000 und D 100 Mio. Am Folgetag war das Ekelgefühl verschwunden. Heute, am 02.07.2022 berichtet er, dass das Ekelgefühl nie mehr wiedergekommen ist, auch wenn er sich auf den Beutel in der Vergangenheit konzentrierte. Am 08.10.2022 war der Ekel weiterhin verschwunden. Das Ekelgefühl kam seitdem nie mehr wieder!

Letztlich war also nach einem einzigen Stirnstrich dieses unangenehme Gefühl für wenigstens ein Jahr verschwunden.

9. Herzerkrankungen – Bluthochdruck, KHK, Herzinfarkt Prophylaxe, Herzinsuffizienz

Fall 410 – Prophylaxe für einen durchgemachten Herzinfarkt

Anamnese vom 12. 04. 2022

Die 72 Jahre alte Ingrid erscheint am 12.04.2022 in meiner Praxis. Sie gehört zu den Ortsansässigen.

Als erstes legt sie mir einen Vitamin D Spiegel mit mittleren Werten aus dem Labor vor, daneben den hohen Antikörpertiter gegen Corona Viren.

Danach kommt sie auf ihre Krankengeschichte zu sprechen.

Am 27. Dezember 2019 hatte Ingrid einen Herzinfarkt durchgemacht, der sich schon seit Monaten durch Müdigkeit, Herzdruck und allgemeine Schwäche angekündigt hatte.
Erst als ihr Sohn unerwartet auftauchte, ihr schlechtes Aussehen bemerkte und sie selbst im Spiegel sah, dass sie grau im Gesicht war, wählte sie die Notarztnummer. Der Notarzt leitete ein EKG ab mit der Bemerkung, das sei kein Infarkt. Sie fuhr dann ohne ärztliche Begleitung ins Klinikum Fulda. Dort wurde ein weiteres EKG abgeleitet mit der Diagnose Hinterwandinfarkt. Es wurde sofort ein Herzkatheter gelegt und Stents eingesetzt. Die Bemerkung der Ärzte: „Wären Sie erst morgen gekommen, wären Sie vermutlich vorher noch gestorben". Es war anscheinend höchste Eile geboten.

Labor vom 14. 03. 2022

In dem Laborbericht vom 14.03.2022 gab es minimal erhöhte Nierenwerte, das Cholesterin lag unter zwei Cholesterin senkenden Präparaten bei 140mg% (n = <200 mg%).

Beschwerdebild

Sie klagte seit vielen Jahren über heftige Rückenschmerzen. Sie arbeitete in einer Gastronomie, die Küche ist aber nicht an ihre Körpergröße angepasst und liegt viel zu tief, sodass sie vorwiegend in gebückter Haltung arbeitete. Die 72 Jahre alte Dame ist immer noch mitten im Leben stehend, ihr Ehemann Wilhelm arbeitet weiterhin als Tapezierer und schont sich genau so wenig. Beide sind 72 Jahre alt.

Vor 20 Jahren war ihr linkes Sprunggelenk gebrochen, seither hat sie dort Schmerzen und Schwellungen.

Schließlich berichtet sie noch von einem Zwerchfellbruch, ohne die dazu gehörenden Beschwerden zu schildern.

Im kinesiologischen Test finde ich, dass die Nieren nicht unterstützt werden müssen.

Für den Rücken finde ich die Mittel
Rhus tox. D 100 Mio.,
Rücken Standard Z und
Muskel Komplex Z.

Für den geschwollenen Knöchel finde ich den
Lymph Komplex Z,

für das Zwerchfell finde ich

Diaphragma D 30 und

für die Herzinfarktprophylaxe finde ich den
KHK Komplex Z.

Wirkung nach dem Stirnstrich

Nach dem Aufstehen berichtet sie, der Rücken sei jetzt „viel besser", aber sie spüre ihn natürlich noch.

Verlauf vom 04.02.2023

Offensichtlich halten sich die Rückenschmerzen sehr im Rahmen, und von Seiten des Herzens gab es keine Probleme mehr.

Fall 411 – 45 Jahre Herzdruck durch vier unentdeckte Störfelder

Anamnese vom 20.09.2022

Die 73 Jahre alte Ria wirkte wenigstens 10 Jahre jünger, als sie war. Sie war Kindergärtnerin geworden hatte später Kindergärtnerinnen ausgebildet. Sie war sehr schlank, groß, und hatte große empathische Augen.

Ria berichtete über eine ca. 45 bis 50 Jahre andauernde Leidenszeit, in der sie fast die Hoffnung verloren hatte, dass ihr noch geholfen werden konnte. Seit dem 22. oder 23. Lebensjahr hatte sie Schmerzen, die vom linken Rücken ausgingen und durch die Brust zur linken Thoraxhälfte zogen. Immer, wenn sie sich um ihre eigene Achse drehte, kam es zu einem unwillkürlichen Hustenreiz, den sie mir zu Beginn der Sitzung auch demonstrieren konnte.

Ihre Zähne waren in einer Reihe von Operationen, Transplantationen, Knochenaufbau und Implantaten zu einer größeren Störfeldgruppe geworden.

Seit einer Grippe, die sie sich vor ca. 4 Jahren zugezogen hatte, und die in den letzten vier Jahren einfach nicht gehen wollte, sind beide Nasennebenhöhlen zu, sie atmet im Schlaf mit offenem Mund und findet morgens einen trockenen Mund. Im Januar 2022 hatte sie eine „starke Grippe" durchgemacht und kann seither kaum noch riechen. Vermutlich hatte sie eine Corona Infektion durchgemacht.

Seit einiger Zeit muss sie sich immer wieder räuspern und kann auch nicht singen, weil die Stimme zu rau und zu heiser ist.

Da sie bisher zahlreiche Therapien durchgemacht hatte, viele Therapeuten der verschiedensten Couleur besucht hatte, war das heute für mich eine besondere Herausforderung, den Gordischen Knoten homöopathisch aufzulösen.

Überlegungen, Erfahrungen aus früheren Fällen

Bisher hatte ich alle ähnlichen Herzbeschwerden dadurch auflösen können, dass ich die zum Herzen gehörenden Störfelder lokalisiert und nacheinander aufgelöst hatte. Das hatte bisher immer gut geklappt, und auf diese Weise konnte ich sogar einmal einen Herzbeutelerguss auflösen, der für die Kardiologen ein Rätsel war. Somit begab ich mich also zunächst auf die Suche nach schuldigen Störfeldern.

Die Störfeldsuche

Zunächst fragte ich nach Unfällen und Verletzungen, um Narbenstörfelder zu lokalisieren.
Sie berichtete über einen Bruch von Elle und Speiche nahe des rechten Handgelenkes, über Frakturen im linken und im rechten Mittelfußbereich. Schließlich gab es noch die Knochenverpflanzung von der Hüfte in den Kiefer. Beim kinesiologischen Test stellte ich fest, dass der linke Mittelfuß ein Narbenstörfeld darstellte, das durch Narbenunterspitzung D 30 und den Verletzungs Komplex Z kompensiert werden konnte.

Ich erkundigte mich nach Prellungen im Thoraxbereich, die eine dauerhafte Störung verursachen konnten. Hier erfuhr ich, dass sie einmal so vom Pferd gefallen war, dass sie mit dem ganzen Rücken auf dem Boden landete und dann eine kurzzeitige Atemstörung erfahren musste. Diese Prellung schien mir geeignet, den Herzdruck zu generieren, unter dem sie seit 45 Jahren litt.

Im kinesiologischen Test bestätigte sich dieser Zusammenhang, sodass ich für die chronische Prellung Conium D 30, D 1000 und D 100 Mio. fand. Zusätzlich gab es noch zahlreiche Unfälle im Bereich Skifahren und häusliche Umgebung.

Im Zahnbereich fand ich nach so vielen Eingriffen ebenfalls ein Störfeld, das sich durch Kiefer Komplex Z, Kiefergelenk D 30 und erneut den Verletzungs Komplex Z beheben ließ.
Sie kommentierte hierzu, die Kiefergelenke knacken auch regelmäßig. Wir einigten uns darauf, dass die Gelenke nun ausgeknackt hätten.

Bisher hatten wir also drei Störfelder gefunden, die alle den Druck des Herzens verstärkt hatten. Nun kamen wir also zu den uns noch nicht bekannten weiteren Störfeldern, falls es noch welche geben sollte. Hier kommentierte sie, dass sie ihre Herzbeschwerden schon vor dem Sturz vom Pferd (mit 30 Jahren) gehabt hätte, und auch die anderen Störfelder wie Zähne und Mittelfußknochen, seien erst später hinzu gekommen. Wo also war der Anfang der Störung zu suchen?

Da sie zu Beginn auf den psychosomatischen Schulterpunkt gezeigt hatte, vermutete ich eine Kränkung des Herzens als Anfang der Störung, eine Kränkung im Rahmen einer Trennung in einer Beziehung zum Beispiel. Diese Vermutung legte ich ihr dar, ohne mich in Einzelheiten zu verlieren und erhielt ein bedeutungsvolles Nicken. Hier versuchte ich die Mittel Ignatia D unendlich für die enttäuschte Liebe und den Psycho Komplex Z für Kränkungen aller Art, Verlust, Trauer und traumatische Trennungsschmerzen. Diese beiden Mittel kamen stärkend gegen die Herzbeschwerden. Danach wurden keine Mittel mehr vom Körperbewusstsein angefordert.

Diese vier Störfelder, die Prellung durch Sturz vom Pferd, die Narbe nach dem Bruch eines Mittelfußknochens links, Knochenstörfelder aus dem Zahnbereich bei Zustand nach Knochentransplantation im Oberkieferbereich und die Kränkung in einer Beziehung scheinen den Cocktail für die Herzbeschwerden darzustellen.

Nachdem ich diese Störfelder lokalisiert hatte, die kompensatorischen Mittel gefunden hatte, konnte ich mit der Therapie beginnen.

Die Hände

Bevor ich mit der Therapie beginne, nehme ich die Hände der Patientin in meine Hände, um zu erleben, wie sich das vegetative System des Patienten anfühlt. Hier fand ich sehr kalte Hände, auf Befragen gab es auch kalte Füße, und an dem Übergang zwischen Hals und Schulter fand ich eine deutliche Überwärmung, die ich der Patientin auch selbst zu spüren gab, indem ich ihre Hand dorthin legte, wo die Haut „kochte".

Um die mangelhafte Flexibilität ihrer Silicea Konstitution günstig zu beeinflussen, gab ich als erstes Mittel Silicea D 1000 und D 100 Mio., um das System zu stärken, zu stabilisieren und für Therapien zugänglich zu machen. Danach gab ich die Mittel ein, die ich für die vier oben genannten Störfelder gefunden hatte. Danach kam es zu einer tiefen Entspannung, später zu warmen Händen und Füßen und einer abnehmenden Temperatur im Schulter – Hals Bereich.

Ergebnisse

Nach ca. 10 Minuten beendeten wir die Ruhephase. Im kinesiologischen Test kamen alle Momente, die vorher schwach reagiert hatten, mit starkem Arm. Die Energie war angekommen.

Jetzt testeten wir die Symptome.
Zu Beginn war der Druck über der Brust bei Skala = 5 bis 6, jetzt war nur noch der „Abdruck des Druckes" zu spüren, also bei Skala 0 bis 1. Die Hände waren statt kalt jetzt „schön warm", hatten also ihre normale Temperatur erreicht, die Füße ebenfalls. Ich bat sie, sich wieder um die eigene Achse zu drehen, sie tat das nach rechts und links, aber es kam kein Husten mehr auf, nur noch ein schwacher Druck, der „zum Husten nicht reichte".

Alle Störfelder waren offensichtlich zur Ruhe gekommen, die geklagten Symptome alle verschwunden, das vegetative Nervensystem wieder im Gleichgewicht und der Gesichtsausdruck, den wir vor und nach der Therapie fotografisch aufgenommen hatten, war deutlich entspannter als bei der ersten Aufnahme. Entsprechend glücklich fühlte sich die Patientin, die jetzt mit einem ganz anderen Leichtigkeitsgefühl die Treppe hinaufging und das Gefühl hatte, eine Jahrzehnte lange Last abgeworfen zu haben.

Verlauf vom 18.11.2022

Über eine Mail erfahre ich diesen Verlauf:
„Ich bin gerade in der Endphase einer heftigen grippigen Erkältung und wenn ich ernsthaft in mich hineinspüre, fühle ich vorwiegend die Erkältungsnachwirkungen. So lange und so heftig gehustet habe ich kaum je. Meine Herzgegend wurde immer wieder heftig erschüttert. Wäre mein Herzdruckschmerz noch so wie vorher gewesen, hätte mich die Hustenwucht zu tiefst erschöpft. Das hat sie aber nicht. Und, vor dem Grippestart war der Druckschmerz echt viel weniger. Noch nicht ganz weg, was bedeuten könnte, dass noch ein Unterthema schwelt. Ich bin gespannt, wie es sich in einer oder zwei Wochen zeigt.
Sehr dankbar bin ich, Dir begegnet zu sein. Ria".

Fall 412 – Kränkung verursacht lebenslänglichen Bluthochdruck

Anamnese vom 09.10.2022

Am Tag zuvor hatte mir der ca. 45 Jahre alte Viktor auf dem Weg vom Restaurant Biber zum Auto noch erzählt, dass er seinem Vater früher immer helfen wollte. Dieser aber sagte dann immer: „Am besten hilfst Du mir, wenn Du mir aus dem Weg gehst". Seither kann er Menschen, die in seinem Weg stehen, nicht ausstehen und wird dann schnell wütend.

Da wir vorwiegend Gefühle behandeln, fragten wir uns, welche Gefühle bei Viktor in seiner Kindheit bei einer solchen Zurückweisung durch den Vater präsent sein würden.
Ohnmacht, das Gefühl, alleine zu sein, Kränkung und totale Ablehnung. Es hörte sich ja auch an wie: „Gehe mir bloß aus dem Weg, Viktor".
Für diese Gefühle fanden wir die Mittel Palladium D 100 Mio., Caladium D 100 Mio., Ignatia D unendlich und Acidum nitricum D unendlich.

Genau genommen war die Fragestellung von Viktor, wie er seinen Blutdruck besser senken kann. Er erzählte uns, dass er schon seit dem 15. Lebensjahr einen Bluthochdruck habe. Es ist absolut ungewöhnlich, dass schon Jugendliche in diesem frühen Alter von 15 Jahren eine Bluthochdruck entwickeln. Wir fragten also, was ihn schon in diesem frühen Alter auf die Palme gebracht hätte. Da Viktor die Antwort nicht selbst geben konnte, half ich ihm mit der Bemerkung vom Vorabend.

Kinesiologischer Test

Ablehnung durch den Vater testet mit schwachem Arm, Bluthochdruck testet mit schwachem Arm, beides gegeneinander testet mit starkem Arm.

Der Umschwung von Schwach auf Stark zeigt, dass ein Zusammenhang zwischen dem Bluthochdruck und der Ablehnung durch den Vater besteht.

Therapie

Zusätzlich zu den vier Gefühlsmitteln des jugendlichen Viktor testeten wir noch zwei Mittel, die sich ebenfalls bei Bluthochdruck bewährt haben: Hypertonie Komplex Z und Neu Konditionerungs Komplex Z.
Alle sechs Mittel wurden per Stirnstrich eingestrichen, danach noch die Anweisung: Es gibt nichts zu tun, alles geht von selbst.

Wirkung

Bei Viktor setzten sofort wieder wilde REM – Phasen der Augen ein, die sich äußerlich als schnelles Zittern der Wimpern zeigten. Nach ca. 5 Minuten beendeten wir diese intensive und sofort einsetzende Entspannung. Viktor fühlte sich leicht und entspannt. Der kinesiologische Test zeigte jetzt einen starken Arm bei den Stichworten „Hypertonie" und „Ablehnung durch den Vater".

Suggestion, hinderliche Glaubenssätze

Der Vater suggerierte Viktor, dass nur körperliche Arbeit von Wert sei. Jetzt ist Viktor schwer beschädigt, geht an Unterarmgehstützen, hat ständig Rückenschmerzen, und kann somit keine körperlichen Arbeiten leisten. Da er das nicht kann, muss er folgerichtig das Gefühl haben, nichts Wert zu sein, denn nur wer körperliche Arbeit verrichtet, hat einen Wert. In seinem Unterbewusstsein hat sich also auch der Satz gefestigt: Ich bin nichts Wert.
Wie wäre hier der befreiende Glaubenssatz zu formulieren?

„Alles ist möglich" wäre eine wichtige Haltung, um den hinderlichen Glaubenssatz abzuschwächen. Und „Ich bin ein wertvolles Mitglied der Gesellschaft".

Verlauf vom 09.12.2022

Viktor schreibt, die Angst, schwer zu erkranken, ist mittlerweile verschwunden. Der Blutdruck ist sehr wechselhaft. Alle drei Ulzera sind inzwischen wieder aufgegangen.

Überlegungen zum Fall

Viktor hatte 2002 einen schweren Autounfall, bei dem er auch Nahtoderlebnisse hatte. 2016 war seine Tochter an einem schweren Autounfall verstorben. Bei unserer letzten Sitzung im Juli 2022 konnten wir die Trauerarbeit über den Tod der Tochter so aktivieren, dass er sie auch beenden konnte. In diesem Rahmen ging eines der drei Ulzera cruris - geschwürigen Öffnungen am rechten Unterschenkel von einem Tag auf den nächsten zu, später öffnete sich das Loch wieder, um dann langsam wieder zuzuwachsen. Das zweite Loch war inzwischen auch geschlossen, sodass jetzt nur noch das 3. Loch im rechten Unterschenkel täglich verbunden werden muss.

Nach diesem Unfall kam es zu einer schweren retrograden Amnesie. Inzwischen weiß Viktor noch nicht genau, ob er sich an die erste Hälfte seines Lebens zurück erinnern möchte, weil er aus den Aussagen von Verwandten und Freunden weiß, dass er eine schwere Alkoholabhängigkeit hatte. Er hatte früher gut Russisch und Italienisch gesprochen, aber im Rahmen der Amnesie auch diese Sprachen verloren.

Auf der Suche nach den Ursachen seiner Hypertonie waren wir zunächst auf die Ablehnung durch den Vater gestoßen und konnten diese durch die oben beschriebenen sechs homöopathischen Mittel anscheinend energetisch auflösen.

Möglicherweise kommen in weiteren Sitzungen noch weitere Ursachen für die Hypertonie zum Vorschein, die jetzt noch nicht abzusehen sind.

Viktors Blutdruckwerte lagen vor der Behandlung zwischen 140/80 und 160/100, nach der Behandlung zwischen 110/70 und 130/80 mm Hg.

Fall 413 – Kardiale Dekompensation durch Massenbesetzung

Anamnese vom 11.10.2022

Der knapp 69 Jahre alte Vitus erscheint am 11. 10. 2022 in der Praxis in Weidenau mit seiner Frau Bettina. Er hat schwere Zeiten hinter sich.

Am 02. 09. 2022 war er in den Rheinwiesen, um für die dort gestorbenen Soldaten zu beten. Er berichtet, dass hier deutsche Soldaten von Amerikanern eingezäunt worden waren, dann kaum etwas zu essen bekamen, sodass viele von ihnen erfroren, verhungert und verdurstet sind. Die Einheimischen durften den Soldaten nichts zu essen bringen, sodass sie wissentlich und absichtlich in den Hungertod geschickt wurden.

Diese unerlösten Geister hatten sich in zwei großen Ringen an Vitus geheftet, ein Ring ging um den Kopf und bis zum Bauch, ein Ring ging um ihn ganz herum, es waren zahllose Geister, die da an ihm hingen, falls ich hätte zählen können, nur 40, aber es waren in Wirklichkeit viel mehr.

Seit dem 21. 09. 2022 hatte er nun heftige Panikattacken in den Nächten, er hatte das Gefühl, keine Luft zu bekommen und musste sich nachts aufsetzen oder herumgehen, um wieder Luft zu bekommen. Jede Nacht stand er Todesängste aus.

Alphazustand

Im Alphazustand konnte ich erkennen, dass er die Emotionen der so schrecklich Verstorbenen übernommen hatte, die Todesangst, das Gefühl der Ungerechtigkeit und der Kränkungen. Notwendig wäre noch die Erlösung dieser unseligen Geister.

Kausalität

„Warum denn gerade ich? Warum konnten sie sich nicht einen aussuchen mit einem gesunden Herzen?“ - Die Antwort war leicht, er war der einzige, der zu mir kam, um sich von mir behandeln zu lassen, und von dem die unerlösten Seelen annehmen konnten, dass ich mich auch für die Seelen der unerlösten Soldaten interessieren würde.
„Und das Herz?“ - Patienten mit gesunden Herzen kommen nicht zu mir, war die schlichte Antwort.

Befund

Vitus hatte Beinödeme 3. Grades an beiden Unterschenkeln, die bis zum Oberschenkel heranreichten.
Unter Torasemid 10 mg bis 20 mg tgl. sollten die Ödeme rasch zurückgehen. Diese Ödeme bestanden erst seit ca. 7 Tagen, früher hatte er so etwas noch nie.

Er selbst meinte, das lange nächtliche Sitzen würde die Ödeme ausgelöst haben? Kinesiologisch kam auf diese Frage ein Nein, die einzige Ursache war seine Herzinsuffizienz. Trinkmenge 2 bis 3 Liter Flüssigkeit pro Tag.
Ein Rezept über Torasemid, 10 mg, 100 Tbl., wurde ausgestellt.

Die homöopathische Energie

Für Vitus brauchten wir homöopathische Mittel.

Für ihn selbst fand dich diese Mittel:
Arsenicum album D 100 Mio., (vor den Stirnstrichen hatte er noch Bauchschmerzen, die unter Arsen rasch verschwanden),
Regenerations Komplex Z,
Gesundheits Komplex Z,
Schutz Komplex Z,
Kardio Komplex Z,
KHK Komplex Z,

Rückgängigmachung der Übernahme D 30 und
3 verschiedene Christus Energien.

Für die verhungerten Soldaten diese Mittel:
Aconit D unendlich,
Causticum D unendlich,
Ignatia D unendlich,
Vergebungs Komplex Z und
Erlösungs Komplex Z.

Tatsächlich konnte ich sehen, wie alle Geister von Vitus abließen, als ich die Rückgängigmachung der Übernahme D 30 einstrich. Vitus selbst hat auch die Geräusche im Boden gehört, die zu dem „Abfallen von Vitus“ gehörten. Er hat ein schamanisches Ohr, so konnte er diesen wichtigen Moment der Erlösung für sich akustisch mitbekommen.

Schließlich kamen wir auf seine Einstellung und seine Haltung zu sprechen. „Ich gehe vor die Hunde“ war einer der Sätze, die sehr negativ klangen und denen wir eine positive Haltung entgegensetzen wollten. Um diese Haltung langsam einzutrainieren, gab ich ihm affirmierende Sätze mit, die hier aufgeführt sind.

Affirmierende Sätze

Alles ist möglich,
Ich brauche nichts,
Es gibt nichts zu tun, alles geht von selbst,
Der Tod ist mein Freund,
Gesund bis zum letzten Atemzug,
Alles Schlechte hat auch eine gute Seite.

Wirkung

Schon nach dem Stirnstrich leuchteten seine Augen wieder, und die Spannung im Gesicht wurde wieder sichtbar. Die Hände waren „bollig warm“, und selbst beim Abschied, 20 Minuten später, waren sie immer noch so warm, dass seine Frau Bettina das immer noch erstaunt wahrnehmen konnte.

Jetzt wurde auch ein Foto gemacht, das ihn wieder fröhlich zeigte. Zunächst hatte er zu Beginn der Sitzung „herzlich schlecht“ ausgesehen. Das wurde auch von der Inhaberin der Praxis bestätigt.

Kardiologie

Bei den schweren Beinödemen, die erst seit einer Woche bestanden, gab ich homöopathisch den Kardio Komplex Z und allopathisch das Torasemid 15 mg tgl., 10 bis 20 mg tgl. kamen im kinesiologischen Test als optimal.

Beim Thema „Besuch beim Hausarzt, um ein EKG zu machen“ oder „Besuch beim Kardiologen, um einen ACE Hemmer für die Herzinsuffizienz zu verschreiben“, verfinsterte sich sein Gesicht, er wurde unruhig und dachte an die katastrophalen Sitzungen, die er bei zwei verschiedenen Kardiologen schon hinter sich gebracht hatte. Das Thema der Arztkonsultation verließen wir dann auch zügig.

Im kinesiologischen Test kam, dass Torasemid und die homöopathische Medikation ausreichend seien.

Überlegungen zum Fall

Nach dem Gebet in den Rheinwiesen war es zu einem Absturz gekommen, der ihn an den Rand der Dekompensation gebracht hatte.

Es setzte eine schwere Herzinsuffizienz ein, die ihn dazu zwang, die Nächte im Sitzen, Gehen oder Stehen zu verbringen, weil die waagrechte Lage sofort die Ödeme in die Lungen strömen ließen und sofort zur Luftnot bis zum Anschlag geführt hatten. In diesem Rahmen kam es zu Panikattacken, sodass er wegen Luftnot Todesängste bekam.

Nach dem Auflösen der beiden Geisterringe um ihn herum kam er nach dem Stirnstrich zur Ruhe, die von mehreren Anfällen von Unruhe unterbrochen wurde. Die Vitalität kehrte in ihn zurück, und er schien beschlossen zu haben, die affirmativen Sätze so oft zu lesen und zu sagen, bis er eine positivere Haltung einnehmen konnte.

10. Histaminintoleranz

Fall 414 – Histaminintoleranz

Anamnese vom 21.06.2022

Nico kenne ich nun schon seit einigen Jahren. Bei Temperaturen unter 30°C friert er leicht und bekommt ein Kältegefühl. Dieses Phänomen wurde als Histaminintoleranz gedeutet. Bei einer Chlamydien- und Yersinien Infektion halfen Antibiotika nur wenig, auch wenn er tgl. 2 Infusionen bekam und eine orale Medikation. Unter MMS Einnahme kam es jedes Mal innerhalb von wenigen Wochen zu einem Rückgang der Antikörper – Spiegel gegen Chlamydien und Yersinien.

Bisherige Erfolge

Unter der regelmäßigen Einnahme von Endiviensalat kam es zu einer mehrmonatigen guten Phase, dem Herbst und dem Winter 2021. Im März war es kalt, er renovierte das Haus seiner Eltern und wurde in ein Gespräch verwickelt, das wegen der winterlichen Kälte zu einer Erkältung geführt hatte. Dies löste dann wiederum die Kälteempfindlichkeit aus, die jetzt seit 4 Monaten wieder besteht und auch nach Abklingen der Grippe weiterbestand.

Pathologische Befunde

Die CK ist weiterhin deutlich erhöht, also ein Enzym, das aus Muskelzellen stammt.

Strategien

Die CK stammt kinesiologisch aus Muskelzellen. Hierfür fand ich das Mittel
Muskelzellmembran D 200.

Das Mittel Endiviensalat D 30 blieb unwirksam. Bei der erneuten Testung kam als beste Potenz D 200.

Für die Histaminintoleranz fand ich die Histaminintoleranz D 30.

Für die verstopfte Nase – das rechte Nasenloch ist häufiger mit grünlichem Schleim verstopft, weil es eine Nasenscheidewandverkrümmung gibt. Coccus cacti D 30 hatte bisher nicht geholfen. In der Testung erhielten wir heute Coccus cacti D 1000.

Schließlich gab es noch eine Erkältungsneigung, die wir mit Tuberculinum KOCH alt D 200, D 1000, D 10.000, D 100.000, D 100 Mio. und D unendlich beheben konnten.

Hierfür gab es dann den Potenzakkord D 200 bis D unendlich.

Nach dem Einstreichen gab es eine gute Entspannung, aber keine körperlichen Sensationen oder Wärmebildung.

Komponenten des Endiviensalates

Wir fanden im Internet die Bestandteile des Endiviensalates. Salicylat, Saccharose, Fructose, Oligosaccharide und Fodmaps. Von allen Mitteln war nur das Salicylat in der D 1000 gegen die Histaminintoleranz wirksam. Fodmaps ist eine Abkürzung aus dem Englischen.

Zitat
„Fodmaps sind Fermentable Oligo-saccharides, Di-saccharides, Mono-saccharides and Polyols, auf deutsch: Fermentierbare Oligo-, Di-, Monosaccaride und Polyole."
Zitat Ende

Verlauf

Bei einem Verlauf, bei dem es immer wieder bergauf und bergab ging, waren im Laufe der Jahre immer wieder deutliche Verbesserungen zu verzeichnen gewesen, sodass es ein stetiges Aufwärts gegeben hatte.

Überlegungen zum Fall

Eine Histaminintoleranz mit Kältegefühl und Frieren bei Temperaturen unterhalb von 30°C ist eine seltene Erkrankung, deren Ursachen bisher unbekannt sind.

11. Husten

Fall 415 – Überwindung eines starken Hustens mit Pertussinum D 30

Anamnese vom 25.06.2022

Kurz, nachdem ich Selters in Hessen erreicht hatte, begrüßte mich Traudel, die mir unangenehme Nachrichten überbrachte. Ihre Mutter Antonie, die mich zum Mittagessen eingeladen hatte, war seit drei Tagen schwer krank, hatte zunächst eine Grippe gehabt, mit Fieber, jetzt hustete sie seit drei Tagen so stark, dass sie vom Husten sogar heiser geworden ist. Da niemand in diesem Haus ein Auge nachts zudrücken konnte, waren alle ziemlich erschöpft.

Erinnerung an einen anderen, ähnlich gelagerten Fall

Über eine Mail hatte ich vor wenigen Wochen die Nachricht bekommen, dass eine 50 Jahre alte Frau aus Büdingen bei Covid – 19 Infektion sehr stark hustete, was sie sehr belastete. Sie beschrieb den Husten damals so: „Immer wenn ich anfange zu husten, kann ich nicht mehr aufhören. Die Luftnot ist so stark, dass ich Todesängste ausstehe". Damals riet ich dazu, Pertussinum D 30 einzustreichen, da mir die Symptomatik ähnlich vorkam wie die Gefühle beim Keuchhusten. Daraufhin bekam ich diesen Verlauf: „Schon nach dem ersten Stirnstrich wurde der Husten besser und war bald ganz verschwunden."

Aktuelle Empfehlung

An diesen Fall also erinnerte ich mich und empfahl, Pertussinum D 30, Corona Virus Komplex Z, Virus Nosode D 30, Imipenem D 30 und den Immun Komplex Z einzustreichen.

Traudel schrieb alles genau auf, übte dann an meiner Stirn den Stirnstrich mit allen Kommandos und verschwand dann, um diese gerade frisch eingeübten Stirnstriche an ihre Mutter Antonie weiter zu geben.

Nach 20 Minuten kam sie zurück und sagte, der Husten war nach den Stirnstrichen sofort weg, und nach 10 Minuten durfte sie die Augen wieder aufmachen, versuchte zu husten, aber es gelang nicht mehr. Großes Erstaunen, dass meine Methode funktionierte und große Erleichterung, dass der Husten endlich gestoppt war.

Traudel hatte zuvor verschiedene Mittel als Globuli gegeben, Bryonia C 30, was beim Husten als die erste Wahl gilt, sowie weitere Mittel. Auch Codein Tropfen hatte sie versucht, aber ohne Erfolg.

12. Impffolgen

Fall 416 – Diabetes mellitus Typ 1 nach 2 Masern (MMR) Impfungen im 2. Lebensjahr

Am 03.07.2022 stellte Ute ihre Tochter Tamara, 16 Jahre alt, vor. Als sie 2 Jahre alt war, bekam sie für die Aufnahme in die Kita zwei Impfungen mit Priorix – den Impfstoff gegen Masern, Mumps und Röteln. Nach der zweiten Impfung wurde sie sehr durstig und fiel von einem Moment auf den anderen in einen komatösen Zustand. Da die Mutter im Urin Keton nachweisen konnte, und sie das Kind mit der Diagnose Diabetes mellitus vorstellte (der von fünf vorher untersuchenden Ärzten nicht erkannt wurde), wurde eine Hyperglykämie mit dem Zuckerwert 500 mg% festgestellt. Sie wurde mit einer Insulinpumpe eingestellt und benötigt jetzt ca. 30 bis 40 Einheiten Insulin täglich.

Kinesiologischer Test

Im systematischen Test kamen zwei Impffolgen als Ursache für den Diabetes mellitus Typ 1 zum Vorschein: Die Pockenimpffolge unter dem Stichwort: „toxische Belastung" mit den kompensierenden Mitteln Variola D 30 und Sulfur D 1000, und die Priorix – Impffolgen mit den Mitteln Impf Komplex Z und Thuja D 200. Weiterhin bekamen wir die beiden Mittel für die Therapieresistenz: Rechtsdrehung D 1000 und Wechseldrehung D 1000.

Während in diesem Fall eine Viruserkrankung erwartet worden wäre, wie Grippe, kam diese Information vorerst nicht.

Verlauf vom 08.10.2022

Tamara hatte die Pockennosode Variola D 30 und Sulfur D 1000 erhalten. Nach einiger Zeit, nach ca. 4 bis 6 Wochen, ließ das Interesse von Tamara an der Medikation nach und sie nahm dann keine Globuli mehr. Immerhin war der Langzeitwert für Diabetiker, der HbA1c deutlich besser ausgefallen, als es nach dem unregelmäßigen Zuckeranstiegen zu erwarten gewesen wäre.

Tamara leidet auch unter einer erheblichen Erkältungsneigung. Diese könnte mit dem Einzelmittel Tuberculinum KOCH alt D 200 behoben werden. Zusätzlich würde ich den Immun Komplex Z empfehlen.

Überlegungen zum Fall

Immerhin kam es noch 16 Jahre nach den beiden auslösenden Impfungen zu einer deutlichen Verbesserung des Langzeitblutzuckerwertes, sodass man sehr vorsichtig von einer „besseren Einstellung" und einem „besseren Blutzuckerverhalten" sprechen kann.

Der Fall wird trotz einer mäßiggradigen Besserung vorgestellt, weil er ein Licht auf die Entstehung des Diabetes mellitus Typ 1 wirft. Hier scheinen in erster Linie Impffolgen, aus meiner Erfahrung in erster Linie der Pockenimpfung, die Ursache für einen Diabetes mellitus Typ 1 zu sein. Auch wenn diese Pockenimpfung seit 1976 nicht mehr zur Pflichtimpfung gehört, weil die Pocken in Deutschland seit 1972, weltweit seit 1977 „ausgestorben" sind, kann (über andere ähnliche Fälle) angenommen werden, dass der Pockenimpfstoff ins Genom eindringt und in der nächsten, vielleicht sogar der übernächsten Generation noch energetisch nachweisbar ist.

Fall 417 – Störungen durch Impffolgen

Anamnese per Email vom 04.05.2022

Am 04. 05. 2022 erhalte ich folgendes Anschreiben per Email.

„Ihre Mail-Adresse habe ich von der Heilpraktikerin Christel bekommen. Christel hat mir einen Impf Komplex Z und einen Allergie Komplex Z für meinen 6-jährigen Sohn Markus empfohlen.

Mein Sohn Markus war in seinem 1. Lebensjahr kerngesund. Er wurde bisher 3 x mit dem Impfstoff Repevax geimpft (mit 7 Monaten, 9 Monaten und 19 Monaten). Die beiden ersten Repevax-Impfungen enthielten eine 4-fach-Impfung gegen Tetanus, Diphtherie, Keuchhusten und Kinderlähmung. Einige Stunden nach der 2. Impfung war eine Gesichtshälfte meines Sohnes extrem geschwollen und er hat mehrere Tage nach der Impfung viel geweint. Nach Rücksprache mit dem Hausarzt wurde dann die 3. Repevax-Impfung als 3-fach-Impfung (ohne Keuchhusten-Impfstoff) verabreicht.

Des weiteren wurde Markus 2x mit dem Impfstoff MMR-vaxPro geimpft (mit 17 Monaten und mit 4 Jahren). Weitere Impfungen folgten nicht. Mittlerweile habe ich meine Meinung zu Impfungen grundlegend geändert.

Jetzt ist mein Sohn ist sehr häufig krank. Kurz nach seinem 1. Geburtstag ist mein Sohn regelmäßig wegen Pseudokrupp-Husten mit Erstickungsanfällen ins Krankenhaus eingeliefert worden. Die Sauerstoffsättigung lag öfter unter 90%. Wir inhalierten während der Anfälle mit Salbutamol und BudenoBronch.

Dem leitenden Arzt der Kinderklinik kam unser „regelmäßiger nächtlicher Besuch" zu gehäuft vor. Der Arzt gab deswegen eine Blutuntersuchung in Auftrag.
Man sagte uns dann, dass er an einer Hausstaubmilben-Allergie, Schweregrad 5 von 5, leiden würde.

Seit 2 oder 3 Jahren leidet Markus regelmäßig an einem Darmpilz und an einer unausgeglichenen Darmflora. Zudem verträgt er keinerlei Laktose, leidet an Blähungen, Bauchschmerzen und dünnem Stuhl. Kann eine naturheilkundliche Ausleitung hier eventuell eine Linderung verschaffen?
Freundliche Grüße vom Niederrhein schickt Ihnen Karla"

Skizzierung der empfohlenen Ausleitungstherapie

Empfehlenswert ist der Impf Komplex Z, da sind die potenzierten Impfstoffe der sieben wichtigsten Kinderimpfungen mit drin und wirken somit ausleitend. Zusätzlich empfiehlt sich noch der Ausleitungs Komplex Z, um die ausleitenden Organe, die Haut, die Leber und die Niere abzustützen.

Antwort von Karla
„Vielen Dank für Ihre offene und ehrliche Meinung zum Thema Impfung. Das zeigt mir, dass ich auf dem richtigen Weg bin um meinen Sohn bestmöglich zu begleiten. Mein Sohn Markus ist mittlerweile 6 Jahre alt. Demnach würde ich den Impfkomplex Z und den Ausleitungs Komplex Z mit 2 Globuli pro Woche dosieren. Wir freuen uns schon auf eine „gesündere Zukunft" und auf einen guten Schulstart für Markus im Sommer.

Mit Markus waren wir bereits beim SPZ (sozialpädagogisches Zentrum) wegen Verdacht auf ADS (Aufmerksamkeitsdefizit Syndrom, Hyperaktivitätsstörung). Dort wurde uns gesagt, dass eine Tendenz zu ADS besteht. Leon ist immer rastlos, aufgedreht und unruhig. Kann sich die Symptomatik durch die Ausleitung verbessern?"

Darm und Blähbauch

Für die unausgeglichene Darmflora wurde noch das Mittel Darmbiotom D 30 und für die Blähungen der Leber Komplex Z gegeben.

Verlauf vom 06.06.2022, Email von Karla

„Nach drei Wochen der Mitteleinnahme zeigen sich die ersten Verbesserungen. Die Haut im Gesicht ist weniger pickelig und der Stuhl sieht anders aus."

Verlauf vom 16.08.2022, Email von Karla

„Ich möchte Ihnen eine Rückmeldung geben zum Gesundheitszustand von Markus. Von Mitte Mai bis Ende Juni bekam Markus täglich Ihre Präparate bzw. den Impfkomplex 1x pro Woche. Der Stuhlgang ist gut und die Blähungen sind verschwunden. Das Hautbild ist leider wieder etwas pickelig/uneben geworden. Markus hatte seit ca. 2 Jahren kreisrunde, rot umrandete Flecken am Hals und am Schlüsselbein. Die Flecken sind fast weg. Die roten Umrandungen traten damals bei einem Infekt vermehrt auf. Vor einigen Woche hatte Markus einen heftigen Magen-Darm-Infekt und da waren sie plötzlich wieder da. Aktuell sind sie noch zu sehen.
Das Schönste für mich als Mutter ist es zu erleben, dass er seit Ende April keinen einzigen Erkältungsinfekt mehr gehabt hat. So lange war Markus in der Vergangenheit nicht infektfrei und vor allen Dingen nicht ohne Husten. Das zeigt mir ganz deutlich, dass Ihre Therapie anschlägt.
Auch Markus' Arzt ist ganz begeistert. Er hat herausgefunden, dass Ihre Präparate sehr gut auf ihn abgestimmt sind. Die Therapie werden wir auf jeden Fall weiter fortsetzen!!"

Überlegungen zum Fall

Da es wissenschaftlich nicht möglich ist, eine Impffolge zu beweisen oder zu widerlegen, gibt es hier viel Spekulation. Die zeitlichen Zusammenhänge geben noch am ehesten einen Hinweis für die Ursache von frisch aufgetretenen Beschwerden. Hier war der zeitliche Zusammenhang sehr eindeutig, sodass es zu einer Ausleitungstherapie der Impfung kam mit einem sehr guten Erfolg, sodass es bei der Einschulung schon keine Infekte mehr gab, die dann Asthmaanfälle zur Folge gehabt hätten.

Fall 418 – Impffolgen und ihre Therapie

Anamnese vom 01.11.2022

Ingo klagt über verschiedene Symptome.
Sein Hauptproblem ist, dass er seit 2 Wochen heftige Schmerzen im rechten Oberschenkel hat, die jetzt auch links beginnen. Die dritte Corona Impfung hatte im März 2022 stattgefunden. Im Oktober 2022 hatte er einen positiven PCR Test gehabt, aber nichts von der Corona Erkrankung gemerkt. Danach begannen die Beinschmerzen, ohne dass er einen Zusammenhang erkennen konnte.

Ich erklärte ihm die verschiedenen Ursachen, die zu tiefen Beinschmerzen führen können.
Der Vitamin D Mangel kann zu Beinschmerzen führen, die rechte Hüfte, bei der er schon eine Prothese hat, kann hierzu beitragen, ein Zahnstörfeld kann Beinschmerzen auslösen, eine Thrombose könnte die Ursache sein, aber auch eine Impffolge oder Coronafolge kann Beinschmerzen auslösen.

Im kinesiologischen systematischen Test finde ich als einzige Ursache eine Impffolge. Da diese Konstellation nicht so selten ist, teste ich noch die Mittel, die hier für eine Heilung zuständig sind. Für die Impffolgen finde ich diese Mittel:

Tiefe Beinschmerzen rechts, humpelnder Gang, IMP Folge

C-Impf Komplex
Ausleitungs Komplex Z
Lipidausleitungs Komplex Z
Immun Komplex Z
Thuja D 200

Hypertonie

Hypertonie Komplex Z

Tinnitus

Tinnitus Komplex Z

rissige Nägel, V. a. Schilddrüsen Überfunktion

Schilddrüsen Komplex Z

Wirkung nach der Therapie mit Stirnstrich aller gefundenen Mittel

Die Beinschmerzen, in der rechten Hüfte bei Skala = 3 vor der Therapie, sind nach der Therapie komplett verschwunden. Das Gangbild ist jetzt nicht mehr unregelmäßig, also leicht humpelnd, sondern flüssig und „normal". Ingo freut sich ganz offensichtlich über diesen schnellen Therapieerfolg.

Überlegungen zum Fall

Es gibt also auch Fälle, bei denen die Impffolgen in wenigen Minuten – hier ca. 7 Minuten – völlig verschwinden. Besonders eindrucksvoll ist es auch, wenn auch das unregelmäßige Gangbild von der Schmerzfreiheit profitiert und es zum flüssigen Gehen kommt.

13. Infektionskrankheiten

Fall 419 – Chronische Borrelieninfektion und ihre Auflösung

Anamnese vom 17.10.2022

Friederike erzählt von ihren Laborwerten, zunächst Leukozytose, dann Leukopenie, das Gleiche bei den Eosinophilen. Die Borrelien machen sich bemerkbar, wie kleine juckende Herde tief in der Muskulatur, aber auch an der Hautoberfläche, viele kleine Pickel sind entstanden nach einer Akupunktur vor drei Wochen, die reinste Borrelieninvasion. Die Borrelien würden sie geradezu auffressen. (Angst vor Phagozytose). Sie sei zweimal gegen Corona geimpft worden, im April und Dezember 2021.

Auf die Frage, was sie denn genau spüren würde, worunter sie litte, kamen diese Symptome zum Vorschein:

Ein Kribbeln im ganzen Körper, überall Pickel, im Gesicht und im Ausschnitt, sehr klein und rot, es gäbe stechende punktuelle Schmerzen in der Wade rechts und links, und das linke Bein pulsiere, meistens beim Gehen, jetzt aber auch im Sitzen. Die linke Fußsohle schmerzt beim Abrollen, und heute auch im Sitzen, alles aber erst seit 3 Wochen.
Gefühl, die Plantaraponeurose sei zu kurz. Letztlich habe sie die Borreliose einem oder mehreren Zeckenbissen zu verdanken.

Für die
Zeckenbiss Nachbehandlung
finde ich diese Mittel:
Ledum D 1000
geröstetes Zeckenpulver D 30
Rückgängigmachung des Zeckenbisses D 30

Für die
Borrelieninvasion

kommen im kinesiologischen Test diese Mittel:
Bakterien Nosode D 30
Imipenem D 30
Angst vor Phagozytose D 30
Arsenicum album D 100 Mio.
Belladonna D 30
Causticum D unendlich
Eiter Komplex Z
Borrelieninvasion D 30

Für die
Impfnachbehandlungen

finde ich diese Nosoden:
Polio Nosode D 30
Hepatitis B Nosode D 30
Corona Impf Komplex

für die Vitamine und Spurenelemente finde ich diese Mittel:
Vitamine:

Intrinsic Faktor D 30
Vitamin D Komplex Z

Spurenelemente:

Selen, 100 µg tgl., 6 Wochen, dann 6 Monate Pause, dann wieder 6 Wochen tgl., dann wieder 6 Monate Pause.
Zink 15 mg, gleiche Dosierung wie Selen, „Intervall Dosis".

Schließlich scheint Friederike noch erheblich von einem optimierten Verhältnis der Omega 3 zu den Omega 6 Säuren zu profitieren. Die Optimierung wird durch das Zinzino Öl erreicht. Eine entsprechende Beratung wird eingeleitet.

Zusammenfassend ergab sich nach dem Stirnstrich diese Wirkung:

Zunächst hatte sie alle Symptome der Vergangenheit im Körper gespürt, als ob alles rückwärts noch einmal in Erinnerung gerufen würde. Als sie aufsteht und ich frage, was sie jetzt noch spüren würde? Entgeistert antwortet sie: „Nichts". Tränen schießen ihr in die Augen, das hätte sie kaum für möglich gehalten. Ich mache sie darauf aufmerksam, dass der Verlauf undulierend verlaufen kann, also mit stärkeren und schwächeren Schmerzperioden, die aber insgesamt abebben sollten.

Überlegungen zum Fall

Für eine Therapie für einen „ausgebrannten Fall" von vielen Jahren vergeblicher Mühen habe ich die Taktik entwickelt, alle Schritte, die zur Pathologie geführt haben, einzeln nach zu behandeln.
Hier sah das Konzept dann so aus:
Nachbehandlung der Stichverletzung durch die Zecke oder die Zecken, hier war Ledum D 1000 das klassische Mittel für Stiche,

dann kommt die Borrelieninvasion, die unter anderem mit Bakterien Nosode D 30 behandelt wurde. Tatsächlich scheint die „Rückgängigmachung" eines pathologischen Vorganges eine energetisch günstige Wirkung zu haben, auch wenn die Rückgängigmachung virtueller Natur sein mag,

Schließlich kommt noch die Impfnachbehandlung, da Impfungen als weitere Ursache für die multiplen Beschwerden gefunden wurden. Hier kamen dann die Mittel Polio Nosode, Corona Impf Komplex und Hepatitis B Nosode jeweils in der D30 zum Einsatz.

Bei Vitamin- und Spurenelementemangel wurden auch hier energetische Ergänzungen gewählt.

Unter dieser Nachbehandlung in Form einer scheibchenweisen Betrachtung, kinesiologischen Testung und Auffindung der kompensierenden Mittel gelang es, nach vielen Jahren von multiplen und kaum entsprechenden Diagnosen zuzuordnenden Beschwerden einen Befreiungsschlag zu führen, der innerhalb von wenigen Minuten (ca. 10 Minuten) eintrat.

Verlauf vom 03.02.2023

Insgesamt war es zu einer wesentlichen Besserung aller Beschwerden gekommen, nur im linken Unterschenkel kribbelte es manchmal so, als ob die Borrelien eine Invasion auf die Nervenzellen durchführen würden. Es fühlte sich lebendig an.
Die Sprache hatte sich unter Sprachlosigkeits Komplex Z deutlich gebessert.

Friederike meinte, dass die gesamte Problematik mit ihrer Entscheidung begonnen hätte, sich von ihrem Mann zu trennen, was zu einem schweren Zerwürfnis mit dem Sohn geführt hatte. Für diese Situation finde ich das Mittel Ignatia D unendlich.

Eine Heilpraktikerin hatte vor Jahren gefunden, dass die Zeugung nicht ausreichend liebevoll war, hierfür finde ich Zeugung D 100 Mio. Da sie unter einem unglücklichen Stern geboren zu sein schien, gab ich noch die Horoskopverschiebung D 30. Schließlich berichtete sie, dass sie oft getäuscht wird. Für Täuschung finde ich den Planeten Neptun Pl D 30.

Als sie von dem Verkürzungssymptom der Fußmuskulatur spricht, speziell der Muskulatur an der Fußsohle, finde ich hierfür Causticum D 1000.
Für die Pusteln auf der Haut, die später Borrelien entleeren, finde ich den Haut Komplex Z.

Für die Borrelien Infektion finde ich die Standardmittel Borrelien Nosode D 30, Imipenem D 30 und Karde D 200.

Schließlich gibt es noch negative Resonanzen zu vielen Personen, die eine andere Person als „austreibende Resonanz" bezeichnet hatte. Hierfür finde ich den Schutz Komplex Z, in dem auch die Aurainterferenz D 100 Mio. enthalten ist, das Mittel, das hier die negativen Resonanzen abschwächen sollte.

Für die Therapie der Borreliose finde ich zusätzlich die Mittel Penicillin G D 30, und den Ausleitungs Komplex Z.

Therapie und Wirkung

Alle Mittel wurden als Stirnstrich gegeben. Danach berichtete Friederike, dass sie viel leichter atmen könne, sie hatte ein Kribbelgefühl am Fuß gespürt, ein Kribbeln im Herz und ihr linker Unterschenkel ist leichter geworden.

14. Konstitutionelle Erkrankungen

Fall 420 – Konstitution Calcium carbonicum

Anamnese vom 14. 02. 2022

Die 10 Jahre alte, hoch aufgeschossene Diana kommt mit Schwester und Eltern zur Konsultation. Sie hat Konzentrationsstörungen, rastet manchmal aus, ist ansonsten extrem geduldig und schwitzt an Händen und Füßen, aber vor allem auch im Schlaf.
Vor 10 Jahren gab es eine erste Konsultation, als sie 2 Monate alt war, wegen knackender Hüftgelenke. Damals hatte Calcium carbonicum gut geholfen.

Nun also nach 10 Jahren die zweite Konsultation!

Sie spielt gerne mit ihren Freundinnen und hält sich gerne in der Familie auf. Sie ist sehr tierlieb, nur Spinnen mag sie gar nicht. Sie macht gerne Sport und Werkarbeiten.

Für die feuchten Hände finde ich das Mittel

Calcium carbonicum D 200,

Für die Konzentrationsschwäche
Sepia D 1000 und den
Konzentrations Komplex Z

und für die zornigen Ausbrüche
Chamomilla D 1000.

Nach dem Stirnstrich frage ich, ob Diana etwas gespürt hätte? Mit strahlenden Augen berichtet sie, sie hätte das Gefühl, die Handflächen werden weniger feucht und „trocknen aus“ - tatsächlich ist die Flüssigkeit der Hände etwas zähflüssiger geworden und hat sich deutlich verändert, Kontrolle durch die Mutter, die diese Veränderungen in der kurzen Zeit staunend bestätigt. Der Vater bestätigt dieses Phänomen ebenfalls. Es ist ihr warm geworden, die Hände sind wärmer geworden, die Energie ist angekommen, beim kinesiologischen Kontrolltest kommen die feuchten Hände und Füße mit starkem Arm, ebenso die Konzentrationsfähigkeit und die Ausraster.

Mittelbild von Calcium carbonicum

Calcium carbonicum nimmt man, um das physische und psychische Wachstum zu fördern. Es ist indiziert bei einigen Tierphobien wie Spinnen- und Schlangenphobie, bei notorischem Ärgern von anderen Menschen, und bei Schwitzen nachts im Nacken. Zusätzlich nimmt man dieses Mittel zur Stärkung des Selbstwertgefühls.

Verlauf vom 04.10.2022, durch Mutter Alexandra, per Mail:

„Diana verliert sich leider weiterhin noch regelmäßig im eigenen Chaos und kommt dann nur schwer und meist nur mit Hilfe dort wieder heraus. Sie hat sich allerdings zum Ende des letzten Schuljahres stark durchgesetzt und auf eigenen Wunsch und Initiative hin, die Schule und Schulform gewechselt. Wir sind immer noch sehr beeindruckt von ihrem starken Willen das durchzuziehen. Jetzt sind die Bedingungen für ihr schulisches Lernen anders und der Druck von außen (Noten, Klausuren...) ist sehr neu für sie. Diana wollte aber genau das und wir werden nun sehen, ob es wirklich besser zu ihr passt. Noch fühlt sie sich sehr wohl und ist sogar schon Klassensprecherin geworden.“

15. Lymphödeme

Fall 421 – Die Therapie eines Lymphödems

Anamnese vom 12.08.2022

Während eines Kurses im südlichen Bayern erzählte Nadine, dass sie seit einigen Bauchoperationen Lymphödeme in beiden Beinen habe. Sie erhält zweimal pro Woche eine Lymphdrainage, und das über Jahre, weil sich keine dauerhafte Besserung einstellt. Genaugenommen würde man bei der Entfernung oder Verlegung von Lymphgefäßen auch keine Besserung erwarten. Nur in 5% aller Fälle kommt es zu einer Neubildung von Lymphgefäßen.

Im kinesiologischen Test, der als Demonstration gemacht wurde, kamen die Beinödeme mit schwachem Arm. Dieser Arm wurde gestärkt durch die Mittel Lymph Komplex Z, Venen Komplex Z, Ausleitungs Komplex Z und Rechtsdrehung D 1000. Das waren also die Mittel, die günstig auf das Lymphsystem wirken sollten. Die Kurssituation ließ keine genauere Anamnese zu, sodass das Alter und das Jahr der Bauchoperation sowie die Indikation zu den Operation nicht öffentlich gemacht wurden. Die Kursteilnehmerin war Landwirtin und hatte immer schwere Arbeiten im ganzen Leben zu leisten. Aus diesem Grunde nahmen wir an, dass die körperliche Überlastung und die Bauchoperationen die Hauptursachen für den Lymph- und Venenstau waren.

Am 21.11.2022 erreichte mich dann eine sehr erfreuliche Email über den Verlauf der Beinödeme.

„Guten Tag Heinrich,
Heute möchte ich gerne von einem Riesenerfolg für mich berichten. Du hattest mich in Lenggries wegen meiner Lymphödeme behandelt. Bereits drei Wochen später meinte mein Lymphtherapeut, dass er fast arbeitslos mit mir wäre. Es gäbe fast nichts mehr zu lymphen bei mir. Wir haben die Therapie dann auf 1 mal die Woche halbiert.
Vergangene Woche hatte ich nun meine halbjährliche Kontrolle beim Phlebologen.
Dieser stellte mittels Doppler-Ultraschall fest, dass praktisch keine Ablagerungen mehr zu erkennen sind, und auch die oberste Venenklappe im linken Bein sich verbessert hat und wieder besser schließt. Ich danke Dir ganz herzlich für diese Erfahrung und bin überglücklich." Freundliche Grüße, Nadine.

Zu dieser Patientin und zur Therapie mit Stirnstrich und dem Gefühl, dass eine Spirale durch den ganzen Körper geht und sie von der Lymphlast befreit, kam es noch zu diesem kleinen Gedicht.

Nadine, eine kraftvolle landwirtschaftliche Person, trug von der schweren Lebensarbeit ein beiderseitiges Lymphödem davon. Aber es waren nicht nur das schwere Tragen oder Heben. Es gab auch noch einige Bauchoperationen daneben. Jetzt versuchen wir also die Lymphe homöopathisch zu drainieren, am besten helfen wir, indem wir ihr die Rechtsdrehung und andere Komplexe zuführen.
Die fühlige Nadine spürte also eine Spiralfigur, die von oben nach unten zog, jetzt hat die Lymphe den richtigen „nach draußen" Sog.

Überlegungen zum Fall

Tatsächlich ist es wohl eher die Ausnahme, wenn sich Venenklappen regenerieren und Lymphgefäße neu sprossen und das alles auch noch sonografisch nachweisbar wird.

16. Neurologische Erkrankungen, Multiple Sklerose

Fall 422 – Multiple Sklerose (MS) durch tuberkulinische Diathese und Impffolge

Anamnese vom 11. 01. 2022

Am 11. 01. 2022 erscheint zum zweiten Mal die 44 Jahre alte Pflegerin Teresita. Sie betreut und pflegt behinderte Menschen. Durch die in Aussicht stehende Impfpflicht ab dem 15. März 2022 kann sie sich vorstellen, dass sie ihre Arbeit zu diesem Zeitpunkt aufgeben wird. Sie will sich jedenfalls in keinem Falle impfen lassen. Sie kommt mit folgenden Fragestellungen:

Die Multiple Sklerose ist gut im Griff, sie hat keinerlei Beschwerden. Der Beginn fällt in das 12. Lebensjahr, als sie die Treppen im elterlichen Haus nicht mehr hinauf- und hinuntergehen konnte. Die Diagnose wurde aber erst 2013 gestellt. Zur Zeit keine Beschwerden von dieser Seite her. Sie ist in homöopathischer Behandlung bei einem Heilpraktiker in Schleswig - Holstein, der mit der Voll'schen Methode arbeitet und bisher sehr viele Schadstoffe ausleiten konnte. Unter Eiweißverzehr wurde alles wieder schlimmer, seit sie Eiweiß wieder weglässt, ist sie wieder beschwerdefrei.

Zunächst fallen ihre kalten Hände auf, es werden auch kalte Füße bestätigt. Passend hierzu ist die Schulter in Halsnähe überwärmt. Silicea D 1000 passt kinesiologisch gut, sodass als erstes der Stirnstrich mit Silicea D 1000 gegeben wird.

Wir stellen uns diese Themen zur Untersuchung vor:

Ursachensuche für die Multiple Sklerose, Trauerarbeit für einen Freund, der Ende Dezember mit 72 Jahren an einer malignen Erkrankung in kürzester Zeit verstorben ist und Dignitätstest für einen „schwarzen Punkt am Rücken".

Die Multiple Sklerose (MS)

Erstes Auftreten mit 11 Jahren. Im kinesiologischen Test erscheinen als Ursache Impffolgen und als Simile und Konstitution Silicea und Tuberculinum. Auf die Frage, ob es Tuberkulose in der Familie gäbe, gibt es eine heftige Bestätigung:
Der Großvater hatte Lungentuberkulose, und die Mutter hatte Nierentuberkulose, sodass eine Niere entfernt werden musste. Sie selbst hat immer wieder ein Hüsteln und Atemnot, vor allem, wenn sie sich hinlegt.
Mit 11 oder 12 Jahren gab es vermutlich die zweite Impfung für DPT, Diphtherie, Pertussis (Keuchhusten) und Tetanus. Zusätzlich erhielt sie eine Masernimpfung, bekam danach aber heftige Masern.

Beide Ursachen, die genetische Belastung durch Tuberkulose und die kinesiologisch naheliegende Folge einer Impfauffrischung schienen die Multiple Sklerose auf den Plan gerufen zu haben. Ausnahmsweise wurden hier keine Schwermetalle als Ursache für die MS gefunden.

Aufarbeitung eines Trauerfalls

Trauer um den Freund und Lebensgefährten. Jahrelang hatten sie zusammen musiziert, Konzerte gegeben, und waren so nebenberuflich wie privat bestens befreundet. Im Dezember hatte sie ihn in den letzten Wochen seines Lebens begleitet, die Trauer war noch so frisch und intensiv, dass sie bei der Erwähnung des Themas schon in Tränen ausbrach.

Die Intensität befand sich auf der Skala 0 bis 10 bei 10.

Für die Trauer fand ich den
Psycho Komplex Z und den
Trauer Komplex Z.

Die Haut am Rücken

Schließlich testete ich den „schwarzen Fleck“ auf dem Rücken, der mit schwachem Arm kam. Hier schien eine Operation die richtige Empfehlung zu sein.
Da es am Rücken nicht immer einfach ist, nach einer Z – Naht die angeschnittenen Hautstücke sauber aneinander zu adaptieren, empfahl ich ihr für die Zeit nach der Operation die Mittel Verletzungskomplex Z und Narbenunterspritzung D 30.

Therapie

Alle Mittel wurden als Stirnstrich gegeben.

Wirkung

Nach dem Stirnstrich war der Arm bei allen Stichworten stark, außer bei dem Fleck am Rücken, den wir auch nicht behandelt hatten. Die Hände waren von ihrem Gefühl her beginnend von innen warm geworden, außen war die Temperatur nicht wesentlich verändert.

Überlegungen zum Fall (01)

Bisher hatte ich bei Multipler Sklerose immer Schwermetalle als eine von mehreren Ursachen gefunden, in aller Regel Quecksilber das meistens aus Zahnfüllungen mit Amalgam stammte. Bei Daunderer lesen wir in seiner „Monografie über Amalgam“, dass er bisher noch keinen MS Fall gesehen hat, der nicht eine Quecksilberbelastung hatte. Hier hatte ich also meine erste Ausnahme.

Stattdessen fand ich ein Infektionsgeschehen, das sich über mehrere Generationen erstreckte. Von der Tuberkulose ist bekannt, dass diese Krankheit in die Gene geht und die Veranlagung zur Tbc weitervererbt wird. Hierzu gibt es wissenschaftliche Erkenntnisse und Abhandlungen.
Unsere Patientin hatte auch ein Symptom, das zu einer tuberkulinischen Diathese passt, eben zu der Veranlagung einer chronischen Krankheit, in diesem Fall zur Multiplen Sklerose. Zusätzlich hüstelte sie und bekam Luftnot, wenn sie sich hinlegte. Das Argument, das am schwersten wog, war die tuberkulöse Erkrankung von Mutter und Großvater. Hier konnte ich also kinesiologisch einen Zusammenhang zwischen der Tuberkulose der Eltern bzw. ihrer tuberkulösen Veranlagung und ihrer gegenwärtigen Multiplen Sklerose wahrscheinlich machen!
Die zweite Ursache war eine Impfung, die nicht vertragen wurde und die letztlich zum Ausbruch dieser Krankheit mit Entzündungsherden im Gehirn geführt hatte. Auch wenn man die Verhinderung von Krankheiten durch Impfungen für einen großen Fortschritt hält, sollte man die Augen vor den potenziellen Nebenwirkungen nicht verschließen. Der Segen der Impfungen hat gewissermaßen einen Preis, den wir in aller Regel nicht erfassen können, weil es keine wissenschaftlichen Nachweise für Impffolgen und für Impfschäden gibt. Kinesiologisch konnte ich den Zusammenhang immerhin wahrscheinlich machen.

Hier hatte ich also einen interessanten Fall, bei dem die Multiple Sklerose durch eine tuberkulinische Diathese und eine Impffolge entstanden war.

Überlegungen zum Fall (02)

Multiple Sklerose ist eine fortschreitende Erkrankung, deren Ursprung in entzündlichen Herden im Gehirn vermutet wird. Die Krankheit ist in aller Regel fortschreitend und führt zu immer weiteren Lähmungserscheinungen.

Falls man die Ursachen orten kann, besteht die Möglichkeit, den Verlauf der lebenszerstörenden Erkrankung aufzuhalten. Hier bei Teresita fand ich zwei Ursachen, von denen eine ungewöhnlich ist. Einmal eine tuberkulinische Diathese – Mutter und Großvater waren beide an Tuberkulose erkrankt, und eine Impffolge bei einer besonders empfänglichen Konstitution, nämlich Silicea. Silicea Patientinnen haben einmal kalte Hände und Füße, Fösteligkeit und eine überwärmte Zone zwischen Schulter und Hals, aber auch eine enorme Angst vor spitzen Gegenständen und vor Injektionen. Möglicherweise ist die Verbindung zwischen Angst vor Spritzen und der Impfung eine besonders empfindliche Konstellation, die eher zu Folgeerkrankungen führen mag, als wenn man eine „robuste" Konstitution hat und Injektionen besser verkraften kann.

Nicht nur DPT und Masern Impfung, sondern auch die Auffrischung einer Polio Impfung kann zu Folgeerscheinungen führen. Da die Polio Impfung nicht selten zu Lähmungen führt, statt Lähmungen im Rahmen einer Kinderlähmung zu verhindern, ist diese Impfung die wahrscheinlichste, die zu den muskulären Lähmungen in der Kindheit geführt haben mag. Zusätzlich ist auffallend, dass sich die Kinderlähmung und die Multiple Sklerose in ihrem krankhaften Erscheinungsbild ähneln.

17. Psychische Erkrankungen, Ängste, Erschöpfung, Depression

Fall 423 – Lebensblockaden

Am 31. 01. 2022 erscheint die 56 Jahre alte Patientin Tabea in meiner Praxis. Sie hatte keine weite Anfahrt und kam über Lauterbach und Großenlüder nach Weidenau. Sie hatte die Empfehlung für eine Konsultation bei mir von Herrn Dr. Heintz in Marburg erhalten.

Anamnese

Tabea hatte sich als Vorbereitung eine ganze Seite mit Stichworten aufgeschrieben und berichtete, teilweise unter Tränen, von den schweren Belastungen ihres Lebens.

Nach der Geburt war sie von ihrer Mutter getrennt worden, da sie wegen eines Ikterus neonatorum (Gelbfärbung der Haut nach der Geburt durch Rhesus – Unverträglichkeit) einen Blutaustausch benötigte. Seit frühester Kindheit fühlte sie sich nie zuhause bei ihren Eltern, „als ob sie vertauscht worden wäre". Nur die Ähnlichkeit zu ihrem Vater hielt sie von dieser Meinung ab.
Sie litt sehr unter den Folgen von mehreren Unfällen, die sie von Veränderungen abhielten. Der schwerste Unfall ereignete sich 1993, ein Autounfall, bei dem sie ihr rechtes Knie schwer verletzte. Damals erlitt sie innere Verletzungen wie einen Milzriss und einen Leberriss. Zusätzlich zog sie sich eine Rippenserienfraktur rechts und links zu, sodass es auch zu einer Lungenaffektion kam, die durch innere Narbenbildungen und andere Umstände bedingt zu einer schweren Staub- und Rauchallergie führte, die sie bis zur Gegenwart beeinträchtigten.

2002 kam es zu eine Radunfall, bei dem sie sich das rechte Knie erneut verletzte.
Durch sportliche Tätigkeiten konnte sie ihre langfristig geplanten Medikamente (Cortison, Schmerzmittel, Antibiotika) absetzen und orientierte sich danach naturheilkundlich.

Ihre Ehe war belastend, da sie ständig Druck spürte. Aus diesem Grunde wurde die Ehe auch 2020 aufgelöst. Nach der Scheidung verletzte sie sich das linke Knie, ihr „Standbein".

Sozialanamnese

Sie hatte Bürokraft gelernt, war dann im Büro für viele Jahre tätig, zuletzt in einer Klinik. Zusätzlich betreute sie Kinder und Tiere. Da sie studieren wollte, machte sie mit 42 Jahren noch das Abitur nach. Die schlecht laufende Selbständigkeit des Ehemannes verhinderte dann letztlich das Studium. Zur Zeit bezieht sie eine kleine Rente über ihre Sekretariatsarbeiten.

Familienanamnese

In ihrer Familie fühlte sie sich immer fremd. Der Vater war 2020 verstorben, die Mutter war nie da, wenn sie sie brauchte. Ihr ältester Bruder hat sich schon früh von allen Familienmitgliedern „verabschiedet". Ihre ältere Schwester ist mit 16 Jahren von zu Hause weggegangen und zu ihrem Freund gezogen, zu der jüngeren Schwester bestand ein guter Kontakt, sie wurde Patentante von ihren beiden Nichten. Aber als es ihr schlecht ging, hatte niemand aus der Familie ihrer jüngeren Schwester Zeit für sie. Selbst als sie heute ein Auto von ihr leihen wollte, gab es keine Zustimmung.

Fragestellung

Sie hat eine Reihe von Coaching – Ausbildungen absolviert und hat Lebenserfahrung, hat aber den Beruf, den sie gerne ausführen würde und ihren Platz im Leben noch nicht gefunden.

Sie fühlt sich von den vielen Missgeschicken, die sie erlebt hat blockiert und würde gerne diese Blockaden los werden.

Die Diagnose könnte also heißen: multiple Lebensblockaden.

Hinderliche Glaubenssätze und Gefühlsleben

Einige Besonderheiten konnte sie noch mitteilen:
Sie spricht schlecht mit sich selbst – sie wiederholt die hinderlichen Glaubenssätze ihrer Mutter wie: „Du kannst das nicht, Du schaffst das nicht". Sie verstärkt durch solche innerlich gesprochenen oder gedachten Sätze das verminderte Selbstwertgefühl.
Weil sie sich nicht gut abgrenzen kann, ist sie leicht ablenkbar und hat Probleme, klare Prioritäten zu setzen. Das Loslassen fällt ihr schwer. Von ihrer Familie fühlt sie sich verraten und verkauft. Sie fühlt sich von ihrem Exehemann nicht gesehen und nicht anerkannt. Sie fühlt sich von ihrer Familie abgelehnt. Der Druck aus der aufgelösten Ehe lastet noch auf ihr. Die Staubbelastung schränkt sie ständig ein.

Vor dem kinesiologischen Test schaute ich mir die Aura im Alphazustand an und erkundete, welche Mittel am besten für den Auraaufbau geeignet erschienen.

Mittelwahl im Alphazustand

Nachdem ich den Namen, das Konturenmännchen und die Fragestellung = Lebensblockade visualisiert hatte, setzt eine Bilderfolge ein, die auf die jeweils neben das Konturenmännchen geschriebenen homöopathischen Mittel reagierte.

Zunächst sah ich eine rötlich – braune Wolke, die das Konturenmännchen völlig verdeckte. Chaos pur. Ich suchte ein Mittel, das das Chaos auflösen könnte.

Ich probierte Ordnungsenergie D 1000. Das klappte, und die Wolken wurden dünner und es blieb nur noch ein Flammenkranz um das Konturenmännchen übrig.

Der Flammenkranz war sehr zäh und schien sich von den Kränkungen zu speisen, die sie durchgemacht hatte. Hierfür gab ich Ignatia D unendlich und den Psycho Komplex Z.
Erst, als ich noch zusätzlich den Aura Komplex Z gab, verschwanden die Flammen zögerlich. Jetzt hatte ich ein transparentes Konturenmännchen, in dem noch nichts zu sehen war. Um hier Struktur und Farbe hineinzugeben, gab ich die Mittel Stramonium D 100 Mio., Hyoscyamus D 100 Mio., Kraft Komplex Z und hinderliche Glaubenssätze D 1000 hinein. Daraufhin gab es Strukturen wie bei einer schwarz – weiß Zeichnung, immerhin ein klarer Mensch, der sich in dem Inneren der Aura entwickelte.

Erst unter dem Mittel Selbstwert Komplex Z und Selbstsabotage D 30 kam es zu einer Klarheit und blauen Farbe im Kopfbereich. Unter Selbstsabotage D 30 wurde das innere Ei gesprengt, wie das Tor eines Gefängnisses, und jetzt trat eine voll entwickelte Frau auf die Bühne des Lebens, wie eine Sängerin oder Schauspielerin, die genügend Selbstwert besitzt, um ein ganzes Publikum mitzureißen. Ich dachte: „Die Diva betritt die Bühne des Lebens". Ein sehr schönes Ergebnis mit den oben genannten Mitteln.

Diese Betrachtung im Alphazustand dauerte ca. 15 Minuten.

Befund

Tabea hatte sehr warme Hände und Füße, nicht nur heute, sondern immer. Diese konstante Hitze passte zu dem Konstitutionsmittel Hepar sulfuris D 200. Sie hatte also eine hohe Betriebstemperatur.

Hepar sulfuris ist ein sehr gutes Entzündungs- und Eitermittel. Vermutlich ging es um die Entzündungen im Bronchialbaum, die zu den Staubempfindlichkeiten geführt hatten.

Zusätzliche Testungen

Für die Ablenkbarkeit fand ich die
Ordnungsenergie D 1000,

für die Unentschiedenheit, und die Entscheidungsschwäche fand ich
Pulsatilla D 100 Mio.,

für das schwere Loslassen
Stramonium D 100 Mio.,

für den schwachen Selbstwert
Selbstwert Komplex Z,

für allgemeine Ängste fand ich den
Psycho Komplex Z,

für das Gefühl, verraten und verkauft zu sein das Mittel
Hyoscyamus D 100 Mio.

Schließlich die Ablehnung durch die Familie:
Acidum nitricum D unendlich,

für den Druck aus der Ehe
Nux vomica D 30 und

für die lästige Stauballergie seit dem schweren Autounfall 1993:
Narbenunterspritzung D 30,
Allergie Komplex Z und
Tuberculinum KOCH alt D 200.

Therapie:

Alle gefundenen Mittel wurden per Stirnstrich appliziert.

Wirkung:

Tiefe Entspannung. Im kinesiologischen Nachtest kamen alle Momente mit starkem Arm. Die Energie war angekommen.

Überlegungen zum Fall

Die multiplen Blockaden, die eine Entwicklung immer wieder verhinderten und einen passenden Platz im Leben nicht finden ließen, schienen diese Ursachen zu haben:

Die Unfälle mit langen passiven Phasen und medikamentöser Therapie,
die Ablehnung durch die Familie, einige Mobbingsituationen im Berufsleben,
die Ehe, aus der sie sich vorwiegend an zu viel Druck erinnern kann und die
lästige und einschränkende Stauballergie.

Alle Ursachen haben kränkenden und lebensbehindernden Charakter, sodass in erster Linie die Kränkungen aufzulösen waren. Da die ganze Darstellung der Vorgeschichte vielschichtig war, immer wieder zu Tränen geführt hatte und alles unübersichtlich war, versuchte ich, die Lösung im Alphazustand zu finden, da die multiplen Beschwerden einen roten Faden benötigten, um langsam aber sicher voran zu kommen. Der geeignete Weg schien über die Klärung der Aura zu gehen, was sich in diesem Fall angeboten hatte. Schließlich wurde die Selbstsabotage als eine übergeordnete Blockade erkannt und durch Selbstsabotage D 30 aufgelöst – der Gordische Knoten war homöopathisch gelöst worden.

Fall 424 – Kränkungen auflösen

Am 31. 01. 2022 erscheint die 52 Jahre alte, gut aussehende, lang aufgeschossene und schmale Barbara, mit immer fröhlichem Lachen. Da wir uns gut verstehen, können wir uns auch besonders freundlich anreden. Wir kennen uns jetzt seit drei Jahren. Sie kommt mit ihrem Vater aus einer nahe gelegenen Kleinstadt. Sie hat einen eigenen Frisörsalon und ist somit selbständig.

Anamnese vom 31. 01. 2022

Sie berichtet von diesen Problemkreisen:

Die erhöhte Ablenkbarkeit

Sie ist leicht ablenkbar, und immer, wenn sie bei einer Tätigkeit unterbrochen wird, nimmt sie die neue Tätigkeit auf, sodass sie manchmal an zehn Stellen gleichzeitig nicht mit der Arbeit fertig wird, sondern zwischen verschiedenen Tätigkeiten hin und her geistert. Es fehlt ihr die Ordnungsenergie und die Fähigkeit, Prioritäten zu setzen. Sie ist lieb, freundlich, kann schwer nein sagen und hat erhebliche Probleme, sich abzugrenzen. Zusätzlich kommen noch Entscheidungsschwierigkeiten hinzu.

Beginnende Depression

Der zweite Punkt betrifft ihren Salon, den sie von ihrem Vater übernommen hat, der mit 80 Jahren noch eine sehr gute Figur abgibt und im Geschäft nach Kräften aushilft. Einerseits sind sie sich im Geschäft also einig und helfen sich gegenseitig, andererseits sehnt sie sich nach Anerkennung und danach, „gesehen" zu werden. Beides kann der Vater nicht geben, da er Anerkennung selbst nie erfahren konnte. Diese Form der inneren, emotionalen Abhängigkeit würde sie gerne ganz los werden.

So fühlt sie sich täglich durch die „Nichtbeachtung“ gekränkt und ist trotz ihres fröhlichen Gemütes immer in einem emotionalen Defizit.
Genau genommen hat sie auch Symptome, ein Schweregefühl am Morgen, sodass sie sich schwer tut, aus den Federn zu kommen. Dieses Schweregefühl hält ca. eine Stunde an, bevor sie „in Fahrt“ kommt. Gleichzeitig spürt sie, dass es schwierig werden könnte, um über den Tag hinwegzukommen und den Abend unbeschadet zu erreichen.
Das sind Symptome, wie sie am Beginn einer Depression stehen, oder auch am Beginn eines Burnout, eben einer schweren Erschöpfung. Insofern war es wichtig, über die kränkenden Ursachen ihrer beginnenden Depression zu sprechen.
Aus meiner Sicht ist die Ursache von Depression und Burnout ein Übermaß an Kränkungen, und so kamen wir auf das Verhältnis zu ihrem Vater zu sprechen.

Wie löst man Kränkungen auf?

Eine Frage, die sich jeder Mensch stellen dürfte, da wir alle ohne Ausnahme gekränkt sind. Zur Auflösung von Kränkungen gehört Vergebungsarbeit. Diese lässt sich leichter bewerkstelligen, wenn wir uns eine Überlegung nahebringen.
Falls eine Kränkung in der Gegenwart stattfindet, fragen wir uns, ob diese Kränkung am Ende unseres Lebens, in unserer letzten Stunde, bei der Betrachtung unserer Lebensbilanz, noch eine Rolle spielen würde. Wir kommen alle übereinstimmend zu dem Ergebnis, für die Lebensbilanz hat eine einzelne Kränkung nicht die geringste Bedeutung. Falls es also bei der Bilanz keine Bedeutung gibt, wie kommen wir dazu, dieser Kränkung heute ein so erhebliches Gewicht zuzusprechen, wo das Gewicht am Ende doch bei Null liegt? Falls wir diese Überlegung anstellen, kollabiert die Kränkung und verschwindet, ohne dass wir viel dazu beitragen müssen.

Das ist die philosophische Auflösung von Kränkungen – durch einen wichtigen Gedankengang, durch eine wichtige Erkenntnis. Wir erinnern uns, auch Sokrates hat so lange seine Klienten gefragt, bis diese selbst die Antwort auf ihre Fragestellung erbringen konnten. Sokrates heilte mit Erkenntnis.
Homöopathisch unterstützen wir dieses Vorhaben durch die Mittel Ignatia D unendlich, Staphisagria D unendlich, kleiner Bär sc D unendlich und durch den Vergebungskomplex Z.

Die Blase

Bei größeren Anstrengungen wie Hüpfen kommt es zu einer Undichtigkeit der Blase.
Was hat das wohl zu bedeuten? Die Blase ist ein mittiges Organ, das auch zu der inneren Mittigkeit eine Beziehung hat. Die innere Mitte wird gestärkt durch das Mittel
alle Meridiane D 30 – darin enthalten sind auch die beiden Meridiane, die über die Mitte des Menschen laufen, das Konzeptionsgefäß und das Lenkergefäß der Akupunktur.
Das zweite Mittel, das verschiedene Welten miteinander verbindet, ist Merkur Planet D 30. Merkur, griechisch Hermes, verbindet die Welt der Götter mit der Welt der Menschen. Hermes ist der Götterbote, der Vermittler von guten und schlechten Nachrichten, der Helfer der Kaufleute. Er verbindet auch die beiden Körperhälften miteinander und stärkt so die Mitte.

Zusätzlich gebe ich den Blasen Komplex Z, in dem auch das Blasenkontrollzentrum im Gehirn untergebracht ist, in der D 30.

Therapie

Alle Mittel werden per Stirnstrich gegeben.

Wirkung nach der Therapie

Allgemeines Entspannungsgefühl.

Überlegungen zum Fall

Da Kränkungen überall auftreten, wo Menschen mit verschiedenem Charakter und verschiedenen Meinungen zusammen leben, ist es eine Frage für alle Menschen, wie man Kränkungen am besten und leichtesten auflöst. Vergebungsarbeit ist schmerzhaft, weil wir auf die Lust auf Rache verzichten und uns unserem Schicksal fügen, das bei keinem leicht und problemlos aussieht. Unterstützen können uns eine kleine philosophische Überlegung und die homöopathischen Mittel Ignatia, Staphisagria und kleiner Bär sc D unendlich. Hier ist das Sternbild kleiner Bär gemeint mit „sc" = signum coeli = lat. Himmelszeichen oder Sternzeichen.

Verlauf vom 27.09.2022

„Hallo mein Lieblingsmensch!
Deine Globuli haben mir sehr gut getan ....
Die Momentane Lage ist: die Erdung fehlt, zu viel im Kopf...
Eine Tätigkeit nicht fertig machen, kommt eine andere in meinen Kopf .... bis ich wieder atme... und mir Wurzeln vorstelle...
Doch manchmal habe ich dazu keine Zeit...
Hast du dafür ein Mittel ???"

Antwort und Überlegungen zum Fall

Es ist nicht so leicht, den roten Faden des Lebens zu finden, wenn man sehr ablenkbar ist und von einer unvollendeten Tätigkeit in die nächste gerät. Hierfür wäre dann Pulsatilla D 100 Mio. angezeigt, das Mittel, das die Entscheidungsfähigkeit und die Abgrenzung herbeiführen kann. Zusätzlich wurde Ordnungsenergie D 30 vorgeschlagen.

Fall 425 – Umgang mit Panikattacken

Anamnese vom 04. 02. 2022

Der 58 Jahre alte Volker erscheint am 04.02.2022 mit seiner Frau in der Praxis in Weidenau. Beide sind sehr sympathisch. Volker berichtet.

Am 13. 11. 2021 kam der Einschnitt in sein Leben: Er bekam eine Hochdruckkrise mit Übelkeit, Schwindel und einem rasenden Puls von 180/Minute, sowie einen Blutdruck, der systolisch bei 190 mmHg lag. Der Notarzt stellte noch die Verdachtsdiagnose einer Panikattacke, nachdem diese sich nach ca. 15 Minuten wie von selbst aufgelöst hatte.

Bei der kardiologischen Untersuchung stellte man fest, dass sein Herz nur noch eine Auswurfleistung von 20 % hätte. Bei einer Kontrolluntersuchung lag die Leistung dann wieder bei 40 %, ein EKG vom 08.12.2021 zeigte eine absolute Arrhythmie mit Vorhofflimmern. Hierfür wurde ihm eine Katheterablation (Operation) vorgeschlagen, die er aber abgelehnt hatte. Aus diesen kardiologischen Gründen sollte er auch nicht gegen Corona geimpft werden. Für den Blutdruck hatte er eine primäre Fünffachkombination erhalten.

Kinesiologischer Test

Die Auswurfleistung liegt heute kinesiologisch bei 65 %.
Der Betablocker Isoprolol ist wirksam, aber schlecht verträglich, kann ersatzlos gestrichen werden. Alle übrigen Präparate sind wirksam und verträglich und können beibehalten werden. Empfehlung: leichter Sport. Ursache der Panikattacke: Ein Psychotrauma.

Konzept der Panikprophylaxe

Aconit D unendlich,
Trauma Komplex Z

Dosierung: 1 x pro Woche 5 bis 10 Globuli.

Absolute Arrhythmie mit Vorhofflimmern

Silicea D 100 Mio.,
Kalium carbonicum D 30,
Mondstein D 1000.

Bei niedrigem Spiegel des Q10 wird empfohlen, vermehrt Omegapräparate (2 x 1 tgl.) einzunehmen.

Gesamttestung

Schluckunfähigkeit schwach, stark gegen Aconit D unendlich und Trauma Komplex Z.
Männliche Hormone schwach, stark gegen Hormon M Komplex Z.
Trauer und Verlust schwach, stark gegen Psycho Komplex Z.

Erster Verlauf vom 17.03.2022

Am 17.03.2022 berichtet Volker von einer zweiten kardiologischen Untersuchung bei einem zweiten Kardiologen, die ähnlich schlechte Werte wie beim ersten Kardiologen gezeitigt hatten. Allerdings war er auch schon den ganzen Tag aufgeregt und nervös. Genau genommen hatte er eine Vorstufe zu seiner Panikattacke schon zuhause erreicht, sodass die Untersuchung ähnlich ungünstig ausgefallen ist wie die erste Untersuchung, die Auswurfkraft des Herzens war wieder auf 25% reduziert und ihm wurde dringlich empfohlen, ins Krankenhaus zu gehen, „sonst müsste er sterben“. Der knappe Bericht wird hier wörtlich wieder gegeben.

Bericht: „Ich war gestern, am 16.03.2022 erneut bei einem – diesmal anderen – Kardiologen - Frau T.-K., in der Hoffnung, dass diesmal die Werte anders ausfallen, als noch zuvor bei dem ersten Kardiologen, dessen Diagnose Sie ja bereits kennen.
Leider war ich schon morgens mehr als aufgeregt und hatte Angst vor diesem Arztbesuch.
Das Ergebnis fiel dann auch genauso niederschmetternd aus, wie das ihres Vorgängers im Dezember 2021 (Puls von 159 und Herzleistung von 25% , vergrößerter Vorhof - der Blutdruck von 145/85 dagegen war ja in Ordnung).

Allerdings weiß ich, dass ich gestern wieder in Panik war, komplett geschwitzt und völlig aufgelöst - diese Nervosität fing ja schon am Morgen an. Die Kardiologin ging davon aus, dass dies eine Dauererscheinung ist und ignorierte meinen Einwand, dass ich äußerst aufgeregt bin. Sie möchte mich schnell in die Klinik einweisen.

Eine Stunde später - weit weg von der Arztpraxis - war mein Puls wieder bei 78. Ich habe ihn dann engmaschig über den gesamten Nachmittag immer wieder getestet mit Werten zwischen 66 und 88. Es ging mir wieder gut und ich fühlte mich wohl.

Am 2. Februar teilten Sie mir noch eine Herzleistung von 65% mit. Auf Ihr Anraten hin hatte ich Bisoprolol 5 (5mg) ersatzlos abgesetzt. Die Kardiologin hat mir gestern dafür MetoHEXAL Succ (95 mg) 2x tgl. verschrieben, die ich aber noch nicht eingenommen habe."

zweite Konsultation vom 11.04.2022

Die kardiologischen Untersuchungen

Nach einer ersten kardiologischen Untersuchung war er bei einem zweiten Kardiologen, hatte wieder eine Panikstörung, bevor er noch zur kardiologischen Praxis aufgebrochen war. Als er den Arzt im weißen Kittel sah, hatte sein Herz einen Puls von 159 / Min., und die Herzleistung war zu dieser Zeit wieder nur 25 %, wie bei der ersten kardiologischen Untersuchung. Der Arzt sagte sinngemäß zu ihm, wenn er seine Hochdrucktabletten nicht nehmen würde, müsste er sterben. Das fand Volker unsensibel.

Zuhause hatte er wieder Drucke um 145 / 95 mmHg, sozusagen an der obersten Grenze der Norm unter Therapie. Andererseits wurde ihm zuhause auch manchmal schwindelig und der Blutdruck sank auf 110 / 70 mmHg, was den Schwindel leicht erklären konnte.

Andererseits hatte er tatsächlich ein Herzsymptom, nämlich das Gefühl, als ob ein Stein auf seinem Sternum liegen würde, er spürte dort einen schweren Druck.

Im kinesiologischen Test erschien das Herz mit starkem Arm, das Herz war völlig regelrecht, der Blutdruck gut eingestellt, die Gefäße frei, die Klappen schließend und auch die Aorta war perfekt. Der Herzmuskel war stark. Die Auswurfleistung lag bei 70%.

Die Mutter und das Herz

Der Druck auf dem Herzen kam durch die ständigen Vorwürfe seiner Mutter, die so klangen: „Wenn es mir schlecht geht, bist Du daran schuld". Dieser hinderliche Glaubenssatz bestand bereits seit der Kindheit, sodass er sich tief ins Unbewusste eingegraben hatte.

So tief, dass er einen befreienden Satz nicht finden konnte. Dieser würde heißen: „Wenn es der Mutter schlecht geht, gibt es viele Ursachen. Ich selbst bin nicht daran Schuld". Diesen Satz konnte er dann mit der richtigen Betonung sprechen. Wie sich das anfühlen würde? Fragte ich. „Wie ein Fremdkörper", meinte er schmunzelnd. Hierfür fand ich Bryonia D 100.000.

Um dem neuen Satz Tiefe und Wirkung zu geben, ergänzten wir die Mittel mit
Neukonditionierungs Komplex Z,
Rosenthaleffekt D 30,
hinderliche Glaubenssätze D 30.

Für die Ablehnung durch die Mutter bekam er
Acidum nitricum D unendlich, und für die Befreiung der Mutter von den hinderlichen Glaubenssätzen erhielt er noch die
Ahnenerlösung D 30 und den
Nieren Komplex Z (Psychotherapie durch die Hintertüre der Nieren).
Hierzu passend kam die linke Niere schwach, die rechte stark. Gibt es Probleme mit der Mutter, wird die linke Niere energetisch geschwächt, gibt es Probleme mit dem Vater, wird die rechte Niere geschwächt. Hier passte das Muster gut und konnte diese einfache Weisheit wieder einmal bestätigen.

Zugeschnürter Hals

Immer wieder konnte er weder essen noch Flüssigkeiten schlucken, weil er das Gefühl hatte, als ob sein Hals zugeschnürt wäre. Die Speiseröhre, das Zwerchfell und der Magen waren unschuldig, die Therapie war Lachesis D 30, die Buschmeister – Schlange.

Nur auf dem Berggipfel gibt es Freiheit

Er sprach von seiner Traurigkeit, wenn er an morgendlich frische Bergwanderungen dachte, an die Besteigung eines Gipfels, von dem aus er die große Landschaft überblicken konnte, sich frei fühlte und alle Schwierigkeiten im Tal zurücklassen konnte. Seine Füße fanden die richtigen Stellen zwischen den Steinen fast von selbst, als ob er in einem früheren Leben ein Steinbock oder eine Bergziege gewesen wäre. Auf dem Gipfel spürte er die Energie des Berges und konnte sie in Freude und Zufriedenheit ummünzen.

Zu diesen schönen Erlebnissen fielen mir diese Mittel ein:
Steinbockverhalten D 30,
Bergenergie D 30,
Herrgottsnähe D 30 und
Überblick D 30.

Steinböcke steigen immer bis zum Berggipfel und kommen nur wieder herunter, um zu fressen. Dabei sind sie vermutlich ähnlich traurig wie Volker, wenn er wieder absteigen muss. Am liebsten würden sie vermutlich ein Leben lang auf Berggipfeln verbringen.

Medikamententest

Wir testeten den ganzen Beutel mit naturheilkundlicher Medizin. Alle Mittel waren wirkungsvoll und gut verträglich. (Sie waren alle vorher mit einem Tensor ausgetestet worden).

Die vier konventionellen Mittel kamen ebenfalls als wirkungsvoll und gut verträglich. Von den homöopathischen Mitteln konnten drei abgesetzt werden (Dumortierit D 100 Mio. zum Beispiel).

Nach dem Stirnstrich mit allen Mitteln erzählte Volker von der Wirkung: „Nur Wohlgefühl".

Fröhlich verließ mich Volker mit seiner Frau Barbara.

Überlegungen zum Fall

Panikattacken können situativ auftreten, oft unangekündigt, wie ein flash back eines Trauma. Die vegetativen Reaktionen bleiben dann nicht aus, es kommt zur Blutdrucksteigerung, zur Erhöhung des Pulses, zum Körperschweiß und zu einer unregelmäßigen Atmung. Hier kamen aus weiteren Gründen der Vergangenheit noch Schluckbeschwerden hinzu, mit dem Gefühl, nichts schlucken zu können. Hier wäre auch eine psychosomatische Betrachtung möglich: Er kann die hinderlichen Glaubenssätze der Mutter nicht schlucken, wenn es der Mutter schlecht geht, sei er ja selbst daran schuld. Kommt es zu der Situation, dass man etwas schlucken muss, was man nicht schlucken kann (wie die Kapitulation der Japaner nach den Atombomben auf Hiroshima und Nagasaki), dann gibt es einen Kloß im Hals, der in aller Regel mit Ignatia aufzulösen ist. Hier ist es nicht der Kloß, sondern das direkte Symptom, „Schluckunfähigkeit". Aus diesem Grund sahen wir nach den Ursachen und versuchten die Bausteine, die hierzu geführt hatten, die hinderlichen Glaubenssätze, die die Mutter ihm eingepflanzt hatte, aufzulösen.
Da Volker eine steile Treppe problemlos hinaufsteigen konnte, gab es erhebliche Zweifel an der zweimal kardiologisch gemessenen kardialen Auswurfleistung. Kinesiologisch lag die Leistung zwischen 60 und 70%, was dem klinischen Bild sehr gut entsprach.

Fall 426 – Erschöpfung mit multiplen Ursachen

Vorgeschichte und Anamnese vom Juni 2022

Im Februar 2022 hatten wir uns bei der 51 Jahre alten Barbara noch um einen Lymphknoten am Tragusrand des rechten Ohres gekümmert, der jetzt kaum noch zu tasten war. Dennoch ging von diesem Lymphknoten etwas aus, was die untere Zahnreihe rechts irritierte. Es gab ein unangenehmes Gefühl im Vaginalbereich, da es zu einer Uterussenkung gekommen war.
Am schlimmsten aber war ihre Erschöpfung, die sie schon morgens beim Aufstehen verspürte. Sie arbeitet in einem Kinderhort mit 70 Kindern, hat viel mit diesen Kindern und deren Eltern zu tun. Die Eltern sind meistens geimpft, aber auch einige der Kinder sind schon geimpft.

Wir machten mehrere kinesiologische Tests, um die Erschöpfung ursächlich zu behandeln.

Erkenntnisse im Alphazustand

Im Alphazustand erkannte ich, dass es im linken Schulterbereich, im Bereich der Skapula eine Störung gab, die wie ein schwarzer Knoten aussah und in mehrere Richtungen ausstrahlte. Mir erschien alles wie ein schwarzer Stern, einen Sternenleiche oder eben ein ausgebrannter Stern. Am besten kam hier „astrale Auflösung D 30".

Der kinesiologische Test

Die untere Zahnreihe rechts kam mit schwachem Arm, stark gegen
Kiefer Komplex Z,
Kiefergelenk D 30 und
Okklusion D 30.

Ebenfalls im Alphazustand erkannte ich, dass eine Komponente aussah, als ob in ihrer Haut zahlreiche Einschläge stattgefunden hätten, die in Etwa das Aussehen hatten wie die Krater auf dem Mars, oder die Sommersprossen auf ihren Armen. Hierfür fand ich die Mittel Shedding Energie D 30, Kundalini Energie D 30 und den Lipidausleitungs Komplex Z.

Schließlich testete ich bei der Epiphyse, dass diese noch in einem verkrusteten Bett lag, eine Art Verfestigung wie bei einer Schneckenschale. Hier kam als bestes Mittel die Skleroseauflösung D 30.

Schließlich fiel noch auf, dass Barbara immer nach links blickte, während sie die rechte Schulter nach hinten schob. Gleichzeitig gab es noch eine leichte Kippung des Kopfes, sodass ein auffälliges Bild entstand. Selbst auf Aufforderung konnte der Kopf nur mit Mühe nach rechts gedreht werden! Und auch das Anblicken von Mensch zu Mensch war nur mit Anstrengung mehr als eine Sekunde möglich.

Aus meiner Sicht konnte die Ursache darin liegen, dass auf der rechten Seite ein unsichtbares Trauma lag, das sie nicht ansehen konnte. Anscheinend aus dem 4. Lebensjahr. Diese Auflösung gelang mit dem
Trauma Komplex Z und der
Blickrichtung D 30.
Nach dem Stirnstrich mit allen Mitteln kam es zu einer Entspannung im Nackenbereich.
Alle vorher als schwach getesteten Stichworte kamen jetzt mit starkem Arm.

Überlegungen zum Fall

Für eine Erschöpfung gibt es unendlich viele Gründe, Ursachen und Umstände. Es ist oft nicht in erster Linie die körperliche Arbeit, die einen Patienten in die Erschöpfung treibt, sondern oft sind es Kränkungen, die nicht mehr ausgeglichen und ausgehalten werden können. Die fehlende Anerkennung ist hier ein wichtiger Umstand, der in die Energielosigkeit führt. Sehr viel seltener finden wir Gründe, die von unserem Fokus weit entfernt liegen und die uns daher auch immer einmal wieder unwahrscheinlich, unwirklich oder ohne Bedeutung zu sein scheinen.

Im vorliegenden Fall fand ich durch eine mentale Technik Hinweise auf Störfelder, die auch über meine „Liste" kaum zu erfahren gewesen wären.

Ein Störfeld im Rücken- und Schulterbereich, die „Sternenleiche", ein Störfeld in der Epiphyse, dem dritten Auge, das verfestigt, sklerosiert erschien, ein Shedding durch geimpfte Eltern oder Kinder im Hort, und ein Trauma, das zu einer schiefen Kopflage führte, die Barbara von sich aus kaum korrigieren konnte.

Diese Kombination seltener Ursachen ist auch der Grund, warum ich den Fall vorstellen möchte. Zu den ungewöhnlichen Lokalisationen passen dann auch noch die ungewöhnlichen potenzierten Begriffe, die in der Lage waren, die Störungen energetisch aufzulösen. Die Bestätigung kam dann über den kinesiologischen Arm.

Verlauf vom 03.04.2023

„Meine Erschöpfung scheint gelöst zu sein ... ich bin ganz gut in die Kraft gekommen.
Die Dinge (Shedding) aus dem Kindergarten tauchen immer wieder mal auf trotz aller Stirnstrich und Globuli Möglichkeiten, die es von Dir gibt. Es geht täglich nur damit, nie ohne, auch bei den Kindern in der Schule.
Die Blickrichtung ist noch sehr unangenehm, da es mir wirklich noch schwerfällt, den Kopf gerade zu halten oder nach rechts zu drehen". Barbara.

Fall 427 – Anorexia nervosa

Anamnese vom 20.09.2022

Christa kommt mit einem erheblichen Untergewicht, ca. 50 Kilogramm bei ca. 178 cm Körpergröße. Früher hatte sie eine Anorexia nervosa gehabt und kommentiert das so: „Ich wollte damals auf keinen Fall so werden wie meine Mutter". Die Mutter war wie eine Glucke auf ihr gesessen, war übergriffig und verhinderte ein gutes Verhältnis zum Vater, das sie angestrebt hatte, das die Mutter aber zu unterbinden gewusst hatte.
Für die Ablehnung der Mutter fand ich Acidum nitricum D 100 Mio., für die Manipulation der Mutter Lachesis D 300.000.

Sie klagte über Durchfälle, die sie seit 15 Jahren plagen, Durchfälle ja, aber kein Schleim und kein Blut, sodass eine Colitis ulcerosa eher unwahrscheinlich war. Hierfür fand ich den Darm Komplex Z.

Das erste Mittel, das ich ihr gab, war ihr Konstitutionsmittel. Ihre Hände waren kalt bis eiskalt, die Füße immer kalt, teilweise wegen Kälte sogar taub, und der Übergang der Schulter zum Hals war überwärmt, eine klassische Konstellation, die nach Silicea D 1000 und D 100 Mio. verlangte.

Schließlich hatte sie einen dreieinhalb Jahre älteren Bruder, und zwischen dem Bruder und ihr selbst gab es noch eine Fehlgeburt, mit der sie viel zu tun hatte. Das ungeborene Leben war männlich und hieß Patrick. Sie selbst nannte sich in ihrer Kindheit ebenfalls Patrick und wollte unbedingt ein Junge sein. Sie könnte die Reinkarnation von ihrem wenige Monate vorher abgegangenen Bruder Patrick gewesen sein.

Für diese Verbindung zu Patrick, die immer noch nicht gelöst schien, fand ich die Mittel Stramonium D 100 Mio., moderiertes Abschiedsgespräch D 30, Trauma Komplex Z und Natrium chloratum D unendlich.

Da sie berichtete, sie hätte chronische Polyarthritis (cP), also eine rheumatoide Arthritis, weil sie ca. 80 Mal entzündete Gelenke gehabt hätte mit Schwellungen, die sie nahezu bewegungsunfähig machten, entschlossen wir uns zu einer Ausleitungstherapie mit Lymph Komplex Z und dem Ausleitungs Komplex Z.

Früher hatte sie eine Ayurvedatherapie gemacht, zwei Wochen, unter der es ihr sehr gut ging, aber sobald sie zuhause war, kamen die Gelenkentzündungen schlimmer als zuvor. Vielleicht waren zu viele „Giftstoffe" gelöst worden, die sich jetzt bei einer Überflutung in den Gelenken absetzten, weil Leber, Niere und Haut mit der Ausscheidung nicht mehr nachkamen. Genaugenommen könnte aber auch die ayurvedische Medizin in Sri Lanka so mit Schwermetallen belastet gewesen sein, dass sie davon die Schmerzen bekam. Ich kenne eine Patientin, die nach einer Ayurveda Kur in Sri Lanka fast gestorben wäre. Die Ursache für ihren Zusammenbruch war die Schwermetallbelastung der ayurvedischen Mittel.

Nach dem Einstreichen dieser Mittel kam es zu einer enormen Wärmeentwicklung, sodass sie jetzt „richtig warme" Hände und Füße hatte, die Schulter war abgekühlt und normalisiert, und die enorme Schweißbildung, die auf Grund der Schuldgefühle und des schlechten Gewissens die Achselstücke ihres T – Shirts dauerhaft genässt hatten, waren jetzt trocken geblieben. Das T- Shirt trocknete also nach dem Stirnstrich so schnell aus, dass sie „mit trockenen Achselhöhlen" nachhause fuhr. Ein Rückgang eines sehr auffälligen Symptoms, das uns zeigte, dass wir auf dem richtigen Weg waren.

Die Gelenkentzündungen waren alle wieder zurückgegangen, ebenso die Schwellungen, sodass ihre Finger ein ganz normales Aussehen hatten. Im Röntgenbefund waren auch keine cP typischen Veränderungen zu sehen gewesen, sodass ich auch bei Abwesenheit der Laborbefunde an der Diagnose RA erhebliche Zweifel äußerte. (cP = chronische Polyarthritis, RA = rheumatoide Arthritis, beide Ausdrücke werden für die gleiche Erkrankung verwendet, sind also Synonyme.)

Hinsichtlich des „5. Zahnes rechts oben" konnte ich alle Bedenken wegen einer Wurzelbehandlung ausräumen, hier kamen alle Zähne kinesiologisch als unauffällig.

Ergebnis

Unter Silicea D 1000 und D 100 Mio. waren Hände und Füße warm geworden, die Halsregion war abgekühlt und das Gefühl für eine Energie Resorption hatte sich wieder eingestellt.

Die extreme Schweißbildung unter den Achseln hatte soweit nachgelassen, dass sie „trocken" nach Hauses fuhr.

Die Entspannung im ganzen vegetativen Nervensystem, die Überwindung der Übergriffigkeit der Mutter und die Beruhigung des Darmes führten zu einem sehr entspannten Gesichtsausdruck, der fotografisch festgehalten werden konnte und im Vergleich zur Aufnahme vor der Therapie einen großen Unterschied zeigte.

Letztlich konnte auch die früher schon therapierte Zwillingssymptomatik weiter aufgelöst werden. Die Therapie für 15 Jahre lang bestehende Durchfälle konnte korrekt etabliert werden und die ayurvedisch begonnene Ausleitungstherapie wurde mit zwei Komplexmitteln fortgesetzt.

Fall 428 – Depressionen verschwinden unter Homöopathie

Anamnese vom 28. 07. 2021

Die 60 Jahre alte Doris kommt auf Empfehlung einer Schamanin aus der Eifel.
Sie klagt über Erschöpfung bei bekannter HPU (Hämopyrrollactamurie). Diese HPU ist eine Störung der Hämsynthese, sodass viele „falsche, modifizierte" Hämmoleküle gebaut werden. Um diesen unnötigen Ballast auszuscheiden, wird Vitamin B 1, Mangan, Magnesium und Zink benötigt. Der Körper verarmt an diesen Elementen, weil sie alle für den „Abtransport" benötigt werden.
Sie habe keine Belastbarkeit, wochenlang Kopfschmerzen, seit 2019 auch übermäßige Hitze, Hitze löst auch die Symptome mit aus, sie sei Pfarrerin, wenn sie die Maske 2½ Stunden tragen muss, ist sie sehr erschöpft.
Nach einem Trekking hatte sie Knöchelödeme bekommen, die letztlich auf eine Myokarditis zurückgeführt wurden.
Als Therapie erhielt sie einen Betablocker. Sie bekam eine Darmdysbiose nach Antibiotikaeinnahme. Später wurden Clostridien gefunden und eine Histamin Intoleranz. Später machte sie ein hypoxisches Training für 4000 Meter, dann versehentlich für 6.500 Meter, danach kam ein Zusammenbruch, von dem sie sich bis heute nicht erholt hat. Ein Mitochondrienarzt ergänzte die fehlenden Mittel, sie habe einen dauerhaften Zinkmangel. Bisher hat sie keinen homöopathischen Versuch unternommen.
Auch die TCM war leider nicht erfolgreich.

Die kinesiologische Testung für Erschöpfung

Hier finde ich diese Mittel:

Psycho Komplex Z
Aconit D unendlich,
Chamomilla D unendlich,
Intrinsic Faktor D 30,
Lymph Komplex Z,
Ausleitungs Komplex Z,
Polio Nosode D 30,
Thuja D 200,
Rechtsdrehung D 1000.

Erkenntnisse im Alphazustand

Im Alphazustand sehe ich, dass ihre Aura sich wie ein beschleunigter Zeiger dreht. Unter Strahlenschutz Komplex Z,
LED Komplex Z und
Chemtrail Komplex Z
steht der Zeiger wieder still.

Familienanamnese

2014 hatte ihr Bruder einen Selbstmordversuch unternommen. Für diesen Bruder finden wir den Selbstfürsorge Komplex Z und den Vitamin Komplex Z.

Wirkung

Nach dem Stirnstrich aller 14 Mittel spürte sie, wie sich im Kopf etwas bewegt. Ihre Kopfschmerzen kommen in Bewegung. Es gibt eine Wärmeentwicklung.

Auf dem zweiten Foto nach der Therapie wirken ihre Augen wacher, die Gesichtszüge entspannter.

Verlauf vom 26. 07.2022

Am 26.07.2022 erscheint Doris zur zweiten Konsultation.

Für ihre körperlichen Leiden finden wir diese Mittel:

Leber Komplex Z,
Rücken Standard Z,
Kiefer Komplex Z.
Lux solis D 1000,

Doris klagt über Hitzeunverträglichkeit, dabei friert sie, wenn es kälter als 20°C wird, und verträgt Wärme ab 30°C nur sehr schlecht. Für diese Temperaturempfindlichkeit erhält sie drei Mittel:
Histamin D 30,
Endiviensalat D 200 (hierin ist Acetylsalizylsäure enthalten, die bei Histaminintoleranz hilfreich ist) und den HPU – Komplex Z.

Für die „Familie der Kirchen" bekommt sie Familienaufstellung D 1000 und den Neukonditionierungs Komplex Z. Damit sollen alte Zöpfe besser abgeschnitten werden können und ein Neustart der sozialen Verhältnisse erleichtert werden.

Für die angenommene Mitochondriopathie erhält sie Atemzentrum D 30.

Doris klagt über einen Durchhänger ihrer Seele, eine Freundschaft sei „ausgelaufen", sie empfindet ihr Leben als ein „Dasein im Schneckenhaus", sie habe wenige Kontakte und sei dabei zu vereinsamen. Immer wieder kommen alte peinliche und unangenehme Gedanken auf, die sie dann herunterziehen.

Für die Psyche finde ich diese Mittel:
Psycho Komplex Z und
Tuberculinum KOCH alt D 200.

Verlauf vom 07.10.2022

Doris berichtet freudig, dass ihre Depressionen „völlig verschwunden“ seien! Ein großer Schritt nach vorne. Dafür sei sie aber jetzt wieder unruhig und reizbar, manchmal auch aggressiv, sodass sie sogar schon Türen zugeworfen hat. Hierfür finde ich Stramonium D 100 Mio.

Nach einer Synode, in der sich niemand angesteckt hatte, und die somit Corona frei geblieben war, bekam sie eine heftige Erkältung, die sie „völlig platt“ gemacht hatte. Zur Nachbehandlung finde ich diese Mittel:

NNH Komplex Z,
Immun Komplex Z,
Tuberculinum KOCH alt D 200 und
alle Meridiane D 30.

Sie klagt über einen rezidivierenden Blähbauch, im Darm seien Clostridien und Klebsiellen gefunden worden. Für den Darm finde ich diese Mittel:

Bakterien Nosode D 30,
Darm Komplex Z und
Imipenem D 30.

Für ihren rasch aufkeimenden Ärger erhält sie Chamomilla D unendlich,

Für eine bessere Abgrenzung Pulsatilla D 100 Mio.,
Abgrenzung D 30 und den
Rosenthaleffekt D 30.

Für die Erfüllung aller Wünsche erhält sie
Problemlösungen D 30 und für die Klarheit ihrer Entscheidungen den
Unterscheidungs Komplex Z.
Schließlich finde ich noch den
Schutz Komplex Z, der sie vor negativen Energien schützen soll. Er ist für die tägliche Praxis vorgesehen, für den Umgang mit den Gläubigen.

Ihr Hauptproblem ist der Egoismus der Kirchgänger, die partout keine Maske aufsetzen wollen und damit nicht nur sich selbst, sondern auch sie, die Pfarrerin gefährden.

Sie hat jetzt einen neuen Hausarzt gefunden, der gut zu ihr passt.

Überlegungen zum Fall

Eine HPU – Erkrankung und eine Histaminintoleranz werden häufig nicht erkannt. Es handelt sich um eine Histaminintoleranz, verbunden mit der Unfähigkeit des Körpers, genügend Spurenelemente aufzunehmen, sodass eine chronische Mangelsituation entsteht, die häufig rasch zur Erschöpfung führt.

Durch die systematische Testung konnten viele ursächliche Faktoren aufgedeckt und homöopathisch kompensiert werden, sodass es eine Art Befreiungsschlag für die Psyche gab, die sich in der regenerierten Vitalität und dem Verblassen der Depression zeigte.

Insbesondere kamen hier Mittel zum Einsatz, die für eine dauerhafte Psychohygiene erforderlich sind:
Für die Abgrenzung ist das homöopathische Einzelmittel Pulsatilla D 100 Mio. zuständig.

Die Küchenschelle befähigt unentschlossene Patienten, Klarheit zu finden und auch klar nein zu sagen. Hilfreich ist dann auch die Abgrenzung D 30, und mit Hilfe des Rosenthaleffektes kann man sich einen Raum schaffen, in dem dann die eigenen Entwicklungen stattfinden können, ohne von zu vielen Erwartungshaltungen der Umgebung (Eltern, Partner, Kinder, Kundschaft etc.) „aufgefressen" zu werden.

18. Psychosomatische Erkrankungen

Fall 429 – Beispiel für eine psychosomatische rechte Schulter

Anamnese vom 18.07.2022

Die mir seit einigen Jahren bekannte ca. 55 Jahre alte Ursula erzählt mir am 18. 07. 2022 über ihre Schulterschmerzen rechts, die sie schon seit den 90er Jahren kennt.

Krankheitsphilosophie

Überlastung wegen Computerarbeiten und Maustätigkeit.

Anamnese „Beruf und Familie"

Bei der einseitigen Schulter erkundige ich mich immer nach Beeinträchtigungen durch die Familie und den Arbeitsplatz. So fragte ich: „Gibt es Probleme am Arbeitsplatz?"
Ja, hier gibt es Ärger und Frustration. Eine Gehaltserhöhung wurde von der Chefin persönlich angekündigt, wenn sie eine bestimmte Fortbildungsmaßnahme wahrnimmt. Diese hat sie jetzt wahrgenommen und abgeschlossen. Die Gehaltserhöhung blieb jedoch aus.

Vor wenigen Monaten kam es zum Umzug einer behördlichen Dienststelle innerhalb von Lübeck, den sie alleine durchführen musste, weil von den fünf Kolleginnen insgesamt, sie mit eingerechnet, eine Kollegin in einen Mutter Kind Urlaub entschwand, eine war seit Januar erkrankt und nicht zur Verfügung, die Chefin dachte, sie müsste genau jetzt ihre Gleittage nehmen und eine weitere Kollegin, eine Auszubildende, war ebenfalls wegen Krankheit nicht anwesend.

Im Anschluss an den Umzug bekam Ursula auch noch Corona, sodass sie sich zum Dienst schleppen musste.

Leider wurde beim Gespräch über die in Aussicht gestellte Gehaltserhöhung nur darauf hingewiesen, dass Ursula ziemlich schwach sei und daher keine höheren Aufgaben übernehmen könnte, daher natürlich auch keine Gehaltserhöhung erwarten könnte.

Dieser Frust machte sich nun in der rechten Schulter bemerkbar.

Den Frust könnte Ursula ungefähr so formulieren:
„Hätte ich mal richtig krank gemacht, wäre ich jetzt gut erholt und würde meine Gehaltserhöhung bekommen. So habe ich mich zum Dienst geschleppt, weil ich die einzige war, die noch „da" war. Als ich fragte, wie ich mit schwierigen Anfragen umgehen sollte, wurde mir nichts geraten, sondern nur mit den Schultern gezuckt. Da wäre ich mal viel lieber zuhause geblieben, statt mich für einen Laden aufzuopfern, der sich dann als so undankbar erweist".

Der kinesiologische Test

Für die ablehnende Haltung gegenüber der Arbeitsstelle finde ich
Acidum nitricum D unendlich,

für die Kränkung „alle sind weg", nur sie ist für den Umzug zuständig,
Ignatia D unendlich.
In dem Mittel Ignatia kommt auch der Widerspruch zum Ausdruck, angekündigte Gehaltserhöhung, aber keine Einlösung des Versprechens einschließlich der schweren Kränkung.

Für das Loslassen des Zorns
Stramonium D 100 Mio.,

für die rechte Schulter finde ich den
Schulter Komplex Z,

für das verletzte Gerechtigkeitsgefühl
Causticum D unendlich und für den „heiligen Zorn"
Tuberculinum KOCH alt D 200.

Warum die rechte Schulter, und nicht die linke?

Unsere Reichweite geht so weit wie unser Arm lang ist. Wird im Arbeitsbereich gekürzt, eine Gehaltserhöhung übergangen, ahmt die rechte Schulter den Verlust der Reichweite nach und schmerzt, sodass der Arm nicht mehr voll gestreckt werden kann.
Die rechte Schulter ist für die Arbeit, den Beruf und die Finanzen zuständig, die linke Schulter für die Emotionen, für die Familie, den Partner und die Freunde.

Nach der Therapie mit den oben genannten 6 Mitteln als Stirnstrich kam es zu einer deutlichen Erleichterung, von Skala = 7 bis 8 auf Skala ca. 3. Die rechte Schulter fühlte sich wieder gut an, und die anschließenden Schreibarbeiten lösten keine Schmerzen mehr aus, wie sie zunächst befürchtet hatte. Bei einer weiteren Befragung war die rechte Schulter völlig schmerzfrei. Die zunächst angenommene Ursache, zu viel Arbeiten mit Computer und Maus erwies sich letztlich als unzutreffend.

Die Wut im Bauch hatte auch nachgelassen.

Verlauf vom 22.07.2022

Lieber Heinrich,
vielen lieben Dank für den Bericht! Meinem Arm geht es meistens gut und der Zorn ist weitestgehend verraucht.

Überlegungen zum Fall

Hier hat sich wieder die Philosophie von der einseitigen Schulter bewahrheitet und konnte therapeutisch umgesetzt werden. Noch während der anschließenden Schreibarbeiten waren die Schmerzen auf der Skala auf „null“ zurückgegangen, sodass ein schmerzfreies Arbeiten möglich war.

Fall 430 – Die psychosomatische Schulter

Konsultation vom 18.10.2022

Christina kommt am 18.10.2022 zur Behandlung.

Die rechte Schulter

Die rechte Schulter schmerzt seit einer Überbelastung erheblich. Sie hatte beim Anlassen eines Rasenmähers die Schulter belastet, und einen Tag später setzten die heftigen Schmerzen in der rechten Schulter ein, beim Schürzengriff auf der Skala = 6. Medizinisch wurde schon alles abgeklärt, es gibt keinen pathologischen Befund. Angeblich ein Impingement Syndrom.

Unter Impingement versteht man einen Engpass für eine der Sehnen, die durch das Schulterdach ziehen. Meistens entwickeln sich die Schmerzen so: Erst leichte Schmerzen in der Schulter, dann dauerhafte Beschwerden und irgendwann auch nachts Schmerzen beim Umdrehen im Bett. Arme heben oder Überkopfbewegungen sind sehr schmerzhaft.

Die psychosomatische Schulter

Die rechte Schulter steht für den Arbeitsplatz, die linke Schulter für die emotionale Seite des Lebens. Ich fragte, ob es Schwierigkeiten am Arbeitsplatz gebe? Ja, in der Tat, hier gibt es scheinbar unlösbare Probleme. Von 1998 bis 2015 war sie Angestellte in einer krankengymnastischen Praxis. 2015 konnte sie die Praxis mieten und sich somit selbständig machen. Leider konnte sich die Ex-Chefin nicht davon lösen, Christina weiterhin Vorschriften zu machen, sich in ihren Betrieb einzumischen und sie dazu zu zwingen, das zu tun, was die Ex-Chefin für richtig hielt. So entstand ein ungesundes Klima von Übergriffigkeit. Von Christina wurde Dankbarkeit eingefordert, dass sie die Praxis überhaupt mieten durfte.

Dieser Konflikt schwelte jeden Tag unterirdisch weiter, ohne dass eine Lösung in Sicht wäre. Ein klassisches Beispiel dafür, dass die rechte Schulter „auf den Plan tritt“ und sich meldet, um eine Konfliktlösung einzufordern.

Obwohl schon viele Versuche unternommen worden waren, diesen Konflikt zu entschärfen oder zu lösen, war dies bisher nicht gelungen.

Entschärfung von Konflikten

Bisher hatte es sich immer bewährt, sich zu solchen Vorgeschichten die dazu gehörigen Emotionen bewusst zu machen und diese Emotionen homöopathisch aufzulösen.
So versuchten wir das auch bei Christina und der Ex-Chefin, Quintilia. Für die Lust an den Machtspielchen und für die Übergriffigkeit fand ich das Mittel Lachesis D 300.000, für die Konstellation in der „Firma“, die eine ähnliche emotionale Struktur hat wie eine Familie, fand ich die Familienaufstellung D 1000, und für die Kränkung und Enttäuschung der Ex-Chefin, dass ihr nicht gedankt wurde, fand ich Ignatia D unendlich.

Da nicht damit zu rechnen ist, dass die Ex-Chefin von Christina homöopathische Mittel annimmt, kann Christina diese Mittel für ihre ehemalige Freundin einnehmen.

Ein neues Therapieprinzip – die Surrogattherapie

Bisher besteht in der gesamten Medizin die unausgesprochene und auch nie angezweifelte Selbstverständlichkeit, dass der Patient, der behandelt und geheilt werden soll auch das Mittel einnehmen muss, das die Heilung bei ihm bewirken soll.

Eine ähnliche Selbstverständlichkeit nehmen wir an, dass ein Patient, der zu viel Alkohol trinkt, eine Leberzirrhose bekommt, und nicht etwa seine Frau oder sein Hund.

Tatsächlich kamen mir die ersten Zweifel an diesen „Selbstverständlichkeiten", als ich von einem Angehörigen des Personals der Rheumaklinik in Bad Bramstedt die Geschichte hörte, dass ein Mann viel trank, und seine völlig abstinente Frau eine Leberzirrhose entwickelte.
Zusätzlich hörte ich viele Geschichten, dass Haustiere, vor allem Hunde, den Herrchen und Frauchen Krankheiten abnehmen können. Hier gab es also Ausnahmen von den Regeln, die wir als selbstverständlich angenommen hatten.

Wie aber kann ein Mensch eine Therapie einnehmen, und ein anderer Mensch erfährt davon eine Heilung? Das war für mich Neuland. Genau genommen entsprang dieses „neue Konzept einer Therapie" über einen anderen Menschen, und nicht über den Patienten selbst, also über ein Surrogat, eine stellvertretende Person, also eine Surrogat – Therapie dem verzweifelten Versuch, eine auseinandergebrochene Freundschaft wieder zusammenzuführen, zu kitten, eben wieder mit neuen Emotionen zu erfüllen.

Zwei Freundinnen an einem Arbeitsplatz, die sich auseinandergelebt hatten und sich nun gegenseitig das Leben schwer machten, waren mein erstes Versuchsfeld. Eine der beiden, die Chefin, drangsalierte die andere, die im Angestelltenverhältnis stand. Es lag ein Mobbing vor, wie es vielerorts vorkommen mag. Die höhere Position und die Abhängigkeit in der geringeren Position stellten das Klima her, in dem Machtspielchen möglich waren, die nicht abgestraft werden konnten.

In einer Beziehungssituation, egal, ob in der Familie oder am Arbeitsplatz, ist es anscheinend egal, welcher Person man das Mittel gibt, um die Beziehung wieder zu verbessern. Das Mittel wirkt letztlich auf beide Parteien.

In dieser Situation gab ich der gemobbten Person das Mittel für die mobbende Person, Lachesis D 300.000, das Mittel für Lust an der Macht, Mobbing, Drangsalieren. Der Erfolg war frappierend. Wenige Tage später bekam ich den Anruf, dass die alte Freundschaft wieder hergestellt war und beide Frauen sich wieder gut vertrugen.

Dieses neue Prinzip der Surrogattherapie wendete ich nun auch bei Christina an, der ich das Mittel Lachesis D 300.000 für ihre ehemalige Chefin gab.

Wirkung nach der Therapie

Nach Einstreichen der oben genannten Mittel kam es zu einer tiefen Entspannung. Dabei „unterhielten" sich die beiden Körperhälften miteinander und konnten sich auf eine sehr schöne Einheitlichkeit „verständigen". Ein wohliges Gefühl der Ganzheit durchströmte Christina.

Nachtest der rechten Schulter

Nach dieser Therapie, die auch die rechte Schulter entlasten sollte – physisch mit Schulter Komplex Z und Cuprum metallicum D 1000 für eine gute Muskelentspannung und somit für eine bessere Durchblutung und für eine stärker ausfallenden Wärme – als auch psychisch mit Entlastung und Lösung eines schwelenden Konfliktes – kam es zu einer deutlichen Schmerzminderung in der rechten Schulter – der Schürzengriff war jetzt noch schmerzhaft auf der Skala = 2, während er vorher mit Skala = 6 angegeben wurde.

Überlegungen zum Fall (01)

Bei einer einseitigen Schulteraffektion lohnt es sich immer, nach dem Arbeitsplatz oder nach der Familie zu fragen.

Hier kam ein lange schwelender Konflikt zum Vorschein, der schon multipel angegangen worden war, aber ohne Aussicht auf eine Lösung. Unter der Gefühlsbereinigung durch homöopathische Mittel besteht die Möglichkeit, dass es bei den Konfliktparteien zum Umschwung kommt und die alten Freundschaften, die schon seit Jahrzehnten bestanden hatten, wieder an Kraft gewinnen.

Verlauf vom 31.01.2023

Zur vorherigen Sitzung vom 18.10.2022 berichtet die 52 Jahre alte Christina über sehr gute Entwicklungen.

Die rechte Schulter

Im Oktober gab es noch eine schmerzhafte Bewegungseinschränkung der rechten Schulter vor der Therapie auf Skala = 6, nach der Therapie auf der Skala = 2. Unter dem Einfluss des Mittels Schulter Komplex Z kam es hier zu mehreren Wochen heftiger Schmerzen, die sich danach aufgelöst haben. Heute präsentiert sich die rechte Schulter schmerzfrei.

Die Konflikte in der Praxis

Christina hatte die physiotherapeutische Praxis von ihrer ehemaligen Chefin zur Miete übernommen, um so ihre Selbständigkeit zu etablieren. Die Chefin, also die Besitzerin und Verpächterin der Praxis, mischte sich aber immer wieder ein, sodass es zu einem konfliktbeladenen Verhältnis kam. Dieses war ein Thema der letzten Sitzung.

Wir fanden als Ursache der Reibereien Eifersucht und Kränkung. Entsprechend hatte ich Christina diese drei Mittel für ihre Chefin gegeben:
Lachesis D 300.000, Familienaufstellung D 1000 und Ignatia D unendlich.

Die Mittel hatten ein kleines Wunder bewirkt. Das Verhältnis zur ehemaligen Chefin wurde jetzt doch sehr gut, es wurde wieder gegrüßt, und es kam zu einer Rückzahlung, alles Gegebenheiten, die vor Oktober 2022 nur schwer vorstellbar waren. Insgesamt ein sehr erfreulicher Verlauf. Da wir nicht sicher sein konnten, dass es eines Tages zu einem Rezidiv, einem Rückfall in alte feindliche Verhaltensmuster geben könnte, beschlossen wir, die begonnene Therapie für das gegenseitige gute Verhältnis weiter zu führen.

Überlegungen zum Fall (02)

Der Anlass für die Schulterbeschwerden war eine Überbelastung. Unter „normalen" Umständen, ohne das Konfliktpotenzial im Hintergrund, wären diese Beschwerden rasch wieder abgeklungen. Jetzt, da der Konflikt im Hintergrund noch schwelte, wurden die Beschwerden immer unerträglicher, ohne dass es eine schlüssige orthopädische Erklärung hierfür gab. Die orthopädische Vermutung, es könnte sich um ein Impingement Syndrom handeln, erscheint im Nachhinein eher unwahrscheinlich, da das ganze Geschehen in erster Linie von dem schwelenden Konflikt getragen wurde, und nicht von einer anatomischen Besonderheit, dem Impingement Syndrom.

Die rechte Schulter hatte ja angezeigt, dass es am Arbeitsplatz Probleme gab. Hier konnte das frühere gute Verhältnis, das sich nach der Praxisübernahme verschlechtert hatte, durch eine Harmonisierung der Gefühle bei der ehemaligen Chefin wesentlich gebessert werden. Die alte Freundschaft zwischen den beiden ursprünglichen Freundinnen konnte am Arbeitsplatz wieder hergestellt hatte. Dies führte dann konsequenterweise zur Auflösung der Schulterschmerzen rechts, da es jetzt nichts mehr zum „Anzeigen" gab.

19. Rückenschmerzen

Fall 431 – eine chronische Prellung verursacht Rückenschmerzen

Anamnese vom 10.10.2022

Corinna kommt in Begleitung ihres Mannes Volker, den ich von mehreren Kursen in Sinntal her kenne. Wir fühlen uns wie zwei alte russische Pilger, die bereits ein Pud Salz miteinander gegessen haben.

Nachdem wir über viele allgemeine Themen gesprochen hatten, kommen wir schließlich auf ihre Probleme zu sprechen, die sie in meine Zweigpraxis geführt haben.

Rückenschmerzen

Corinna berichtet, sie habe seit ca. 6 bis 8 Jahren Rückenschmerzen, die mal kämen und mal gingen, aber nie ganz weggingen. Aktuell spürt sie im Stehen Schmerzen auf der Skala = 3. Da sich bei mir alles wie eine chronische Prellung anhört, frage ich sie nach ihren Stürzen. Zunächst verneint sie, dann fällt ihr ein, dass sie vor ca. 8 Jahren beim Besteigen eines Pferdes einen schweren Sturz getan hat, indem sie von dem Treppchen herunterfiel und auf ihrem Rücken und unter dem Pferd landete.

Immer, wenn sie schwere Arbeiten verrichtete im Rahmen ihres Berufes als Krankenschwester und Altenpflegerin oder auch in der Apotheke, dann würden die Rückenschmerzen wieder aktiviert. Zu den schweren Arbeiten gehört auch das Anziehen von Stützstrümpfen. Sie ist Expertin für Dekubitus und seine Behandlung.

Hautausschläge an beiden Füßen

Seit ca. 30 Jahren kommt es an den Füßen zu pickeligen, eitrigen kleinen Pusteln, die einen scharf begrenzten Rand haben. Sie leidet dann unter einem erheblichen Juckreiz. Die Pusteln waren zunächst am linken Fuß, wechselten dann zum rechten Fuß und wieder zum linken Fuß zurück. Der Seitenwechsel erinnert an Lac caninum, die Hundemilch.

Thrombose am linken Unterschenkel

Am linken Unterschenkel, kurz unter dem linken Knie befindet sich eine kleine Stelle, die immer wieder sticht und auch ein Knötchen bildet. Hier wäre zunächst eine Venenthrombose anzunehmen.

Gicht am Kleinfinger rechts

Seit mehreren Monaten spürt sie im rechten Kleinfinger am distalen Fingerzwischengelenk Druck und Schmerzen, wenn sie den Finger vollständig beugt. Differentialdiagnostisch kommt hier eine aktivierte Arthrose in Frage, ein Knochentumor und natürlich die Gicht.
Nach genauer Inspektion dieser Monarthritis heute ohne entzündliche Aktivität kommt für mich nur noch Gicht in Frage. Die Ernährung mit Schweinefleisch und Alkohol wird bestätigt, später erzählt sie von einer leicht erhöhten Harnsäure im Blut. Das alles passt zur Arthritis urica, der Gicht.

Kinesiologischer Test

Für den Rücken finde ich als Ursache eine Prellung. Somit Conium D 100 Mio., alle Meridiane D 30, Muskel Komplex Z und den Rücken Standard, der auch die Harnsäure D 200 enthält.

Für die Ausschläge an den Füßen finde ich die Mittel
Lac caninum D 30 (Seitenwechsel), den Eiter Komplex Z, Cutis D 30 und karmische Belastungen D 100 Mio.

Für die Gicht finde ich erneut Harnsäure D 200.

Allgemeine Testung für Dekubitus

Corinna war sehr daran interessiert, bei Dekubitus Patienten rascher eine Lösung zu finden als es im Moment wohl möglich war.

Für den Dekubitus allgemein finde ich diese Mittel:
Rhus tox. D 100 Mio.,
Cutis D 30,
Gewebeaufbau D 30 und
optimaler Sauerstofftransport D 30.

Für die Venenthrombose am linken Bein empfehle ich den AVK Komplex Z.

Für den Start am Arbeitsplatz empfehle ich als täglichen Stirnstrich diese Mittel:

Schutz Komplex Z,
wunderbarer Arbeitstag D 30,
wunderbare Arbeitsstelle D 30 und
Begegnung auf Augenhöhe D 30.

Nach dem Stirnstrich mit allen oben genannten Mitteln waren die Schmerzen an der Wirbelsäule nicht mehr zu spüren. Skala = 0.

Verlauf vom 19.10.2022

Am 19.10.2022 erhalte ich diese Email:
Die Rückenschmerzen haben sich im Grunde genommen nicht wesentlich verbessert.
Der Gichtfinger und das „Thromböschen" schmerzen aktuell sogar etwas mehr.
Der Hautausschlag am Fuß hat sich hingegen ganz deutlich verbessert!
Der Fuß sieht so gut aus wie seit Jahren nicht.
Die Stimmung auf der Arbeit hat sich ebenfalls verbessert.

Verlauf vom 12.11.2022 – doch ein Durchbruch

Per Email erfahre ich Folgendes:
Corinnas Gichtfinger ist übrigens abgeheilt, der Rücken ist wieder ok.
Nur die kleine Thrombose nervt manchmal noch.

Überlegungen zum Fall

Nicht immer tritt die vollständige Heilung so schnell ein, wie man sich das vorstellt. Hier gab es eine Ausheilung mit Verzögerung von jahrelangen Beschwerden, sodass man von einem sehr guten Ergebnis sprechen kann.

Fall 432 – Rückenschmerzen durch multiple Unfälle

Anamnese vom 01. 02. 2022

Die 53 Jahre alte Birgit kommt am 01.02.2022 in meine Praxis in Weidenau. Sie kommt auf Empfehlung der Heilpraktikerin und Physiotherapeutin Brigitta.

Auf meine Eingangsfrage, was ich für sie tun könnte, sagte sie interessanterweise: „Ich wünsche mir ein Wunder". Da ist sie bei mir vermutlich richtig. In einer Ausgabe der Medical Tribune von 2005 (so eine Art medizinische Bildzeitung) gibt es einen Artikel mit der Überschrift „Verfassungsgericht erlaubt Ärzten Wunder". Nur als Literaturhinweis.

Seit dem 12. Lebensjahr leide sie unter Rückenschmerzen, die unter osteopathischer Therapie immer wieder zurück gingen, aber am folgenden Arbeitstag, wenn sie 8 Stunden durchgängig in einer Bäckerei stehe, wieder kämen. Wenn sie Urlaub in warmen Ländern macht wie in Ägypten, sind die Schmerzen wie weggeblasen. Die Schmerzen haben brennenden Charakter, gelegentlich hat sie das Gefühl, als ob der Rücken durchgebrochen wäre.

Die Schmerzen empfindet sie im unteren LWS Bereich, hier gab es nach einem Autounfall sogar eine Fraktur eines Dornfortsatzes.

Drei Unfälle werden erwähnt: 1979 mit 11 Jahren ein Radunfall, nach dem dann die ersten Rückenschmerzen mit 12 Jahren aufgetreten waren, 2000 ein Treppensturz und 2014 ein Autounfall, in dem auch die HWS und BWS in Mitleidenschaft gezogen wurden. 2011 hatte sie sich einer Magenoperation unterzogen, da der Magen in den Thoraxraum prolabiert war.

Zusätzlich leide sie seit zwei Jahren unter heftigen Hitzewallungen, die sie sehr störten.

Alphazustand

Im Alphazustand sehe ich mir den Rücken an. Hier finde ich ein kurzes Video, in dem sich ein gelber Faden im Rückenmark nach oben zieht und unter der Schädeldecke einen Lichtsee bildet. Die gelbe Farbe – offensichtlich die Rückenschmerzen symbolisierend – kann nicht aus dem Scheitelchakra austreten, weil es eine Art Glasplatte gibt, die über dem Kopf schwebt (ähnlich wie das bei geimpften Patienten häufiger zu finden ist).

Unter Cerebrum D 30 gibt die Glasplatte ein bisschen nach, unter Kundalini – Energie D 30 verschwindet sie rasch und vollständig. Die gesamte gelbe Farbe kann jetzt den Scheitel verlassen und ich denke, die Rückenschmerzen sind jetzt vollständig behoben.

Der kinesiologische Test

Zunächst mache ich eine Systemtestung für die Rückenschmerzen, bei der diese Mittel erscheinen:
Rückenstandard Z, Muskel Komplex Z, Conium D 30, Conium D 1000, Rhus tox. D 100 Mio., Hirnhautverziehung D 30, Lapacho D 1000, Aura Komplex Z und Kundalini Energie D 30.

Im ursächlichen Beziehungstest finde ich einen Zusammenhang zwischen den drei oben beschriebenen Unfällen und den Rückenschmerzen. Die Magen OP ist nicht beteiligt, ebenso sind alle Narben unschuldig.

Für die Unfälle finde ich diese Mittel:
Verletzungs Komplex Z,
Arsenicum album D 100 Mio., Sulfur D 1000, zusätzlich Cantharis D 30 für die brennenden Schmerzen.

Für die Prellungen finde ich Conium D 30 und Conium D 1000. Für die Modalität Wärme bessert finde ich paradoxerweise Apis D 30 (das als Modalität Kälte bessert besitzt).

Befund

Ich nehme ihre Hände in meine Hände – ihre Hände sind kühl bis kalt, sie klagt auch über kalte Füße. Sie benutzt aber keine Wärmflasche oder Schlafsocken, sondern wartet, bis die Füße sich unter der Decke aufwärmen. Entsprechend heiß sind ihre Schultern. Sie hat eine Temperaturregulationsstörung. Hier finde ich Silicea D 1000.

Hitzewellen

Für die Hitzewallungen finde ich den Hormon Komplex Z. Als Stirnstrich kann sie sich aktuell beim Auftreten der Hitzewallungen „Hitzewallungen D 30“ einstreichen.

Als Ursachen für die Rückenschmerzen wurde die Hirnhautverziehung durch drei Unfälle gefunden, mehrere Prellungen (Conium) und Rückenverspannungen (Rhus tox. D 100 Mio.), und die blockierte Rückenenergie. Nach dem kinesiologischen Test erschien jetzt ein freier Zugang durch das Scheitelchakra zu bestehen (durch Kundalini Energie D 30).

Therapie

Alle Mittel wurden als Stirnstrich gegeben. Rasch fiel sie in eine tiefe Entspannung.

Wirkung

Allgemeine Entspannung, die Hände sind etwas wärmer, die Schulter etwas kühler geworden, ohne die „normale“ Temperatur erreicht zu haben.

Die Rückenschmerzen im LWS Bereich wurden vor der Therapie auf der Skala 0 bis 10 bei Skala = 2 angegeben, nach der Therapie spürte sie nur noch einen Druck in der Wirbelsäule, aber keinen Schmerz mehr. Sie war bei Skala = 0 gelandet.

Überlegungen zum Fall

Für die Blockade der Rückenenergie war das Visualisieren eine große Hilfe. So konnte ich die Blockade als Bild sehen und die Auflösung mit Kundalini Energie D 30 finden. Kundalini ist eine ätherische Energie, eine Körperkraft, die man sich als Schlange am unteren Ende der Wirbelsäule vorstellt. Sie ist in der Lage, durch Aufsteigen über die sieben Hauptchakren den Körper durch das Kronenchakra zu verlassen. Dabei nimmt sie alle negativen Energien mit sich und der Mensch wird zu einer leuchtenden Hülle.

Zitat,
Link = https://www.bing.com/
search?form=MOZLBR&pc=MOZI&q=kundalini

„Kundalini (Sanskrit, feminin, कुण्डलिनी, kundalinī śakti, eine Form der Devi, Kundalini-Schlange, „Schlangenkraft“) bezeichnet eine in tantrischen Schriften beschriebene ätherische Kraft im Menschen. Im Tantrismus spricht man metaphorisch von einer schlafenden, zusammengerollten Schlange.“
Zitat Ende.

20. Schamanische Therapien

Fall 433 – Laut polternde Nachbarn stören den Schlaf, schamanische Glaswand

Die 80 Jahre alte, noch sehr rüstige Hanna berichtete uns im Kurs in Lübeck, dass sie oft schlaflos sei, weil eine Nachbarin seit dem Tod ihres Mannes zum Alkohol gegriffen hatte und nun nächtliches Poltern verursachte. Es ist laut, die Stühle und Tische werden ruppig geschoben, sodass Hanna keinen Schlaf findet. Anscheinend gehen auch Gegenstände kaputt oder werden zerschlagen. Weitere Bewohner des Hauses bestätigen die nächtliche Unruhe.

Homöopathisch würde man bei „Zerstörungswut" an Stramonium denken. Da aber eine homöopathische Therapie bei der Nachbarin kaum in Frage kam, dachten wir nun schamanisch weiter.

In Tansania hatte ich einmal erlebt, wie eine virtuelle Wand, eine Art spirituelle Schallmauer zwischen eine Gruppe sehr laut sprechender Spanier und unserer Gruppe gezogen worden war, sodass die Verständigung wieder geklappt hatte. Das Gleiche hatte ich dann bei einem lauten Flötisten in Indien wiederholt, ebenfalls mit Erfolg, und nachdem ich diese beiden Geschichten erzählt hatte, hatte Hanna genügend Mut, um das auch selbst zu versuchen.
Als die Polterei so gegen 22 Uhr einsetzte, stellte sie sich eine Geräusch abdichtende Glaswand vor, und danach ging sie zu Bett, schlief dann ein, ohne Geräusche zu hören.

Bei uns erhob sich die Frage, ob vielleicht das Randalieren aufgehört hätte, aber nach aller Wahrscheinlichkeit war es eher die Wirkung der „mentalen Schallmauer", die hier ihre Wirkung gezeigt hatte und zu einem störungsfreien Schlaf geführt hatte.

Nachdem Hanna also im September 2022 diese virtuelle Glaswand eingezogen hatte, gab es bis zum 15.11.2022 (Datum des Schriftsatzes) keinerlei Störungen mehr. Nebenbefundlich hat sich auch der Straßenlärm einer größeren Straße völlig gelegt.

Ein weiterer Fall von Schlafstörungen und einer schalldichten Mauer

Devi konnte nachts nicht schlafen wegen des Autolärms von der Straße. Nachdem sie sich eine mentale Mauer gebaut hat, schläft sie jetzt gut. Den Lärm hört sie zwar noch, aber er stört nicht mehr.
Wörtlich schreibt sie am 25.09.22 in einer Mail: Der Stirnstrich „Schalldichte Mauer D 30" funktioniert, allerdings kann ich jetzt auch bei geschlossenem Fenster schlafen.

Überlegungen zum Fall

Einerseits kann man sich einfach vorstellen, dass eine unsichtbare Mauer einen störenden Schall abhalten kann. Andererseits kann man das Problem auch homöopathisch lösen, indem wir die schalldichte Mauer potenzieren und so energetisch erstellen. Einmal also die mentale Vorstellung, einmal die energetische homöopathische Version.

21. Schilddrüsen Erkrankungen – Schilddrüsen Unterfunktion

Fall 434 – Therapie einer Schilddrüsen Unterfunktion

Anamnese vom 12. 10. 2021

Am 12. 10. 2021 erscheint die 49 Jahre alte Physiotherapeutin Charlotte in einer Heilpraxis im Vogelsberg. Sie ist groß und schwer, hat in den letzten 9 Monaten von 116 auf 104 Kilo abgenommen. Offenes Gesicht, violette Färbung der Scheitelhaare, klare Diktion.

Zunächst nehme ich ihre Hände in meine Hände. Dabei fühle ich eine trockene Haut, obwohl sie sich täglich eincremt. Der Puls erscheint etwas zu langsam, bei genauer Messung liegt er bei 58 / Minute, also per Definitionem eine Bradykardie. Ich tippe auf eine Schilddrüsen Unterfunktion.

Sie berichtet über viele Beschwerden, die sich leicht einer Schilddrüsen Unterfunktion zuordnen lassen:

Gelenkschmerzen, Schulterschmerzen rechts, Bradykardie (58/Min.), trockene Haut, Hashimoto, Depressionen, Gewichtszunahme (Ödeme, Gefühl, als ob Wasser in den Körper gepumpt würde), rasche Ermüdbarkeit und nächtliche Panikattacken. Der TSH – Wert sei mit 13 sehr hoch gewesen (n = unter 5), also ein Zeichen einer ausgeprägten Schilddrüsen – Unterfunktion.

Selenspiegel erniedrigt

Bei der kinesiologischen Testung fragte ich nach SD – Komplex Z und Helleborus D 1000 noch nach weiteren Mitteln, dabei kam Selen mit 200 µg tgl. heraus.

Da Selen in dem Enzym Dejodase bei dem enzymatischen Schritt von T4 auf T 3 enthalten ist, erklärte sich der Selenmangel über die Schilddrüsen Unterfunktion.

Empfehlung: Selenase 200 µg tgl. x 6 Wochen, danach 1 x pro Woche.
Novothyral 100 und 75 µg im tgl. Wechsel fortsetzen.

Befindlichkeitsstörung

Es besteht ein unterschiedliches Gefühl beider Körperhälften, der Lachesis Test ist positiv:
Der rechte Arm war schmerzempfindlich, der linke war „normal" bei gleichem Druck auf den Triceps an der Rückseite des Oberarmes. Hierfür fand ich die Mittel

Corpus callosum D 30 und
Crotalus horridus D 6, D 12, D 30

Nach den zwei Stirnstrichen kam es zu einer tiefen Entspannung und zu einer Wärmeentwicklung. Diese heilsame Wärme wurde aber erst nach dem 2. Stirnstrich auch wahrgenommen, nachdem die beiden Körperhälften zueinander gefunden hatten.
Als ich den Lachesis Test (nach Zeeden) erneut durchführte, gab Charlotte an, dass sich nun beide Arme „nahezu gleich" anfühlten, von Schmerz jedenfalls war keine Rede mehr.

Zusammenfassung

Zusammenfassend konnte ich die korrekt eingestellte Schilddrüsenunterfunktion noch deutlich verbessern, die Unverträglichkeit des zunächst eingesetzten L – Thyroxins kinesiologisch bestätigen, die Verträglichkeit und Wirksamkeit von Novothyral bestätigen, die Dosis von 88,5 µg tgl. bestätigen und durch Selenzufuhr die Situation wesentlich verbessern.

Durch die Schwellungen im ganzen Körper ist auch eine Schwellung der Darmschleimhaut anzunehmen, sodass es eine ödembedingte Resorptionsstörung geben dürfte, die sich auf Eisen, Vitamin B 12 und Vitamin D bezieht und unbedingt ausgeglichen werden sollte.
Der Ausgleich gelingt mit Ferrum metallicum, Intrinsic Faktor D 30 und Vitamin D Substitution.

Ein energetisches Defizit wurde durch die schlechte Anbindung beider Körperhälften bedingt. Hier konnten die Mittel Corpus callosum – der Balken – die Querverbindung der beiden Gehirnhälften – und die Klapperschlange, Crotalus horridus im Potenzakkord helfen. Crotalus gilt als die „rechtsseitige Lachesis" – da der rechte Arm schmerzte und „schwächer" war kam Crotalus in Frage, wären die Seiten umgekehrt gewesen, wäre Lachesis das Mittel der Wahl gewesen. Kinesiologisch hatte sich im Vorfeld Crotalus als das bessere Mittel gezeigt.

Erstaunlich, dass die „Reparatur" so schnell gelang, dass nach wenigen Minuten die unterschiedlichen Armsensationen nahezu völlig ausgeglichen waren! Der Lachesistest war nach den beiden ersten Stirnstrichen negativ, also normal ausgefallen, die Seiten hatten sich angeglichen.

Überlegungen zum Fall (01)

Falls die Darmschleimhaut bei Hypothyreose ödematös ist, wäre leicht verständlich, dass die Resorption von Vitaminen und Spurenelementen reduziert ist. Aus diesem Grund ist es auch wichtig, die Schilddrüsen Unterfunktion zu behandeln, und nicht nur die Resorption zu fördern, die nach erfolgreicher Schilddrüsenbehandlung durch das Abschwellen der Darmschleimhaut ganz von selbst wieder in Gang kommen sollte.

Verlauf vom 15. 02. 2022

Am 15. 02. 2022 sahen wir uns zum zweiten Mal. Charlotte war aufgekratzt, fröhlich, lebhaft, hatte keinerlei Symptome mehr von ihrer Schilddrüsenunterfunktion. Die Gelenkschmerzen waren vollständig zurück gegangen, die rechte Schulter war frei, die Konzentrationsfähigkeit und das Gedächtnis waren wieder gut funktionsfähig, und die depressiven Phasen mit plötzlichem Tränenfluss ohne adäquaten Anlass, also die Stimmungsschwankungen, waren kein Thema mehr. Die Körperhälften waren seit der letzten Sitzung immer in Harmonie miteinander.

Besonderheit aus der Tierwelt

Charlotte hatte bei der ersten Konsultation geklagt, dass sie zwar fünf Katzen zuhause hat, aber dass die Mäuse einfach nicht verschwinden. Intuitiv hatte ich erkannt, dass eine der fünf Katzen die Mäuse beschützt. Dieser Katze müsste sie noch Bescheid sagen, dass das nicht ihre Aufgabe sei. Tatsächlich hatte sie die fünf Katzen zu sich gerufen, ihnen gesagt, dass die Mäuse verschwinden müssen und dass es keinen Grund gäbe, sie zu beschützen. Seither reduzieren sich die Mäuse nach und nach, und heute – am Tag der zweiten Konsultation, dem 15. 02. 2022, berichtet sie, dass sie nur noch eine einzige Maus im Haus habe. Früher hatte es immer Nachwuchs gegeben, wenn eine Maus verschwunden war, es kamen dann dafür immer drei neue, nach ihrem Gefühl. Aber dieses Mal gab es einen richtigen Erfolg.

Im Internet gibt es Filme, wie Tiere füreinander sorgen, die sich normalerweise fressen. So hatte ich auch einen Film gesehen, bei dem eine Löwin ein Streifenhörnchen beschützte. Dies hatte zur Folge, dass auch die anderen Löwinnen sich nicht trauten, dem Streifenhörnchen etwas anzutun.

Schließlich konnte es aus der Gemeinschaft der Löwinnen austreten und sein eigens Leben wieder fortsetzen.

So ähnlich mag es auch bei den Katzen gewesen sein. Als eine Katze noch als Beschützerin der Mäuse fungierte, trauten sich die anderen Katzen nicht, die Mäuse anzugreifen. Nachdem alle zu Mäusejägern gemacht worden waren (durch die Ermahnung von Charlotte), reduzierten sich die Mäuse in schneller Folge. Charlotte kommentierte: „Ich wäre nie auf die Idee gekommen, dass eine Katze Mäuse beschützen könnte".

Verlauf vom Januar 2023

Charlottes Schilddrüse sei sonografisch kleiner geworden. Die Laborwerte sind sehr gut:
Das TSH ist im unteren Normbereich, während T3 und T4 im mittleren Normdrittel liegen. Nur die Antikörper gegen Schilddrüsengewebe, die TAK = Thyreoidea – Antikörper sind mit 318 knapp auf das Dreifache erhöht.

Zitat
„Hashimoto wird von Medizinern auch „chronisch lymphozytäre Thyreoiditis" genannt. Weiße Blutkörperchen (Lymphozyten) greifen die Schilddrüse an, weil das Immunsystem falsch programmiert ist. Dabei wird Schilddrüsengewebe geschädigt, als Reaktion darauf bilden sich Antikörper gegen die Thyreoperoxidase (kurz AK-TPO oder TPO-AK genannt, früher MAK)."
Zitat Ende.

Aufgrund der normalen Schilddrüsenwerte und dem vitalen Wohlbefinden der Patientin kann die bisherige Therapie mit L - Thyroxin 100 und 75 µg im tgl. Wechsel fortgesetzt werden.

Überlegungen zum Fall (02)

Eine Schilddrüsen Unterfunktion lässt sich nicht immer leicht erkennen, weil die Symptomatik sehr unterschiedlich sein kann. Gemeinsamer Nenner ist aber in aller Regel ein schwerer Energieverlust, der sich in der Stimmung, in der fehlenden Aktivität, aber auch in Depressionen und Müdigkeit zeigen kann.
Mit Schilddrüse D 30 (respektive dem Schilddrüsen Komplex Z) und Helleborus in der D 30 oder D 1000 kann man eine Schilddrüsen Unterfunktion sehr sicher behandeln.

22. Schwer einzuordnende Fälle

Fall 435 – Infertilität bei vertauschten Spermiogrammen

Zugang

Ich treffe Marion am 14. 02. 2022 als Gast und Patientin bei Christa. Wir sprechen über meine Bücher. Ich erzähle ihr einige der Geschichten, so auch diese von einer Eileiterwiederherstellung.

Anamnese vom 14. 02. 2022

Hierauf beginnt sie, von ihrem unerfüllten Kinderwunsch zu sprechen. Obwohl sie 44 Jahre alt ist, möchte sie gerne einmal schwanger werden. Ihr Ehemann Bodo habe gar keine Samenzellen in seinem Spermiogramm gehabt, sodass es anscheinend an Bodo liege, dass beide keine Kinder bekommen können.

Ursachen für eine Infertilität

Zunächst finde ich bei ihr im kinesiologischen Test einige Ursachen, die mit der fehlenden Schwangerschaft zu tun haben: Bei Struktur finde ich eine Narbe. Sie berichtet von einer Impfnarbe als Kind am linken Oberschenkel. Genau hier kommt der Arm extrem schwach. Stark gegen
Impf Komplex Z,
Thuja D 200 und
Narbenunterspritzung D 30.
Zusätzlich finde ich den
Hormon Komplex Z, später dann noch für Therapieresistenz die
Rechtsdrehung D 1000 und
Wechseldrehung D 1000.

Verwechselte Spermiogramme

Bei dem Ehemann Bodo, der schon zwei Kinder hat, kam mir ein Null – Spermiogramm als extrem unwahrscheinlich vor. Mir kam die Idee der Verwechslung, der „Labor – Ente". Tatsächlich konnte Marion in einem energetischen Test feststellen, dass die Spermiogramme vertauscht waren. Somit hatte sich bei Bodo der hinderliche Glaubenssatz gebildet: „Ich bin nicht zeugungsfähig" - und war bisher auch nicht zeugungsfähig.

Hierfür finde ich die
hinderlichen Glaubenssätze D 1000,
für Fremdenergien aller Art
Lachesis D 300.000 und den
Schutz Komplex Z.

Ich empfehle das Einklopfen des befreienden Glaubenssatzes „ich war immer zeugungsfähig und werde immer zeugungsfähig sein" an dem Akupunkturpunkt Dünndarm 3.

Der kinesiologische Test

Als ich Bodo über Marion testen wollte, ging das nicht, weil jedes Mal vor dem Beginn ein Schutz Komplex Z angefordert wurde, ein Zeichen für viel Fremdenergie.

Bodo berichtete, dass seine Exschwiegermutter, seine Mutter, seine Schwester und seine behinderte Tochter alle Fremdenergien für ihn wären. Hierfür war offensichtlich eine schamanische Sitzung notwendig, denn die homöopathischen Mittel reichten nicht aus.
Nachdem wir die Verwechslung des Spermiogramms festgestellt hatten, gab es grünes Licht für eine Schwangerschaft.

Therapie

Alle Mittel wurden Marion eingestrichen. Danach kam „Schwangerschaft ist möglich" mit starkem Arm, Bedeutung: Marion kann schwanger werden.

Erzählung, Erfahrung aus Russland

Marion erzählte von zwei Deutschen in russischer Gefangenschaft, dass diese als einzige „mit heiler Haut" davon gekommen waren, weil sie zu jedem harten Brotkrumen gesagt haben, das ist jetzt eine vitaminreiche Orange und andere Vitaminspender genannt haben, bevor sie ihre Brotration verzehrten. Somit haben sie eine Art „Umschreibung nach Clemens Kuby und Heinrich Zeeden" mit dem Essen gemacht. Sie haben über die Brotkrume eine neue Geschichte gelegt und sie damit mit mentaler Energie aufgewertet. Der Organismus hat mitgespielt.

Das Übergewicht

Marion klagte, dass sie immer noch das Gewicht nach der Geburt ihrer Tochter aus erster Ehe habe und es seither nicht mehr los werde. Statt die einzelnen Ursachen aufzusuchen, schlug ich vor, es mit

Selbstfürsorge Komplex Z,
Selbstakzeptanz D 30 und
Zuversichts Komplex Z

zu versuchen. Das seien die Voraussetzungen, dass ihr Gewicht nach und nach wieder runtergehen könnte.

Außerdem könnte sie sich den Satz einklopfen:
„Meine Speisen sind geeignet, mein Gewicht langsam schwinden zu lassen".

Das hielte ich für erfolgsversprechender als eine Analyse von Faktoren, die alle schwer zu beeinflussen sind. Analog für die Frage: warum ist das Brot in Russland so hart? Die Kälte, die schlechte Qualität des Mehls, die Durchnässung wegen undichter Verhältnisse etc. Diese Gründe würde jedenfalls nicht dazu führen, dass das Brot eine bessere Qualität erhalten würde. Deshalb war die „Umschreibung" eine geniale Idee, die Qualität des Brotes aufzuwerten.

Überlegungen zum Fall

Die konsultierten Ärzte hatten leichtfertig gehandelt, als sie akzeptierten, dass ein Mann mit zwei gesunden Töchtern ein Null – Spermiogramm produzierte. So etwas ist entweder eine Rarität oder es gibt sie gar nicht. Hier hätte schon der Verdacht auf eine Labor Verwechslung aufkommen müssen.
Da unsere hinderlichen Glaubenssätze zu weitreichenden Folgen führen, in einem mir bekannten Fall sogar einen Tod auslösen können, ist es jetzt wichtig, diesen hinderlichen Glaubenssatz „ich bin zeugungsunfähig" durch erlösende Glaubenssätze aufzulösen.
Bei der Frau hatte eine Narbe und der Hormonstatus sowie eine magnetische Linksdrehung zu einer späten Unfruchtbarkeit geführt, die sich homöopathisch auflösen lassen sollte.

Viele Fremdenergien in der Familie des Ehemannes müssen noch aufgelöst werden, hierzu werden vermutlich auch schamanische Rituale gehören. Diese Arbeit wird also an Schamanen delegiert.

Literaturhinweise:

Bei Salim Alafenisch wird in seinem Band „die acht Frauen des Großvaters" eine Geschichte erzählt, bei der eine Vereinigung nicht stattfinden kann, weil ein Talisman unter dem Kopfkissen der Frau liegt.

Nach Entfernung kam es dann offensichtlich wieder zur Normalität. Ein Derwisch hatte ein Ritual abgehalten und konnte so den Talisman entdecken.

Wikipedia, Zitat

Was ist ein Spermiogramm für Kinderwunsch?
Ein Spermiogramm ist bei unerfülltem Kinderwunsch (Infertilität) zur Planung der Kinderwunschbehandlung indiziert. Das Spermiogramm ist kein zuverlässiger Test für die Bestimmung der Fruchtbarkeit: Ein Mann kann mit einem schlechtem Spermiogramm Vater werden, mit einem guten Spermiogramm ist trotzdem keine Vaterschaft garantiert.
Zitat Ende.

Link = https://www.bing.com/search?form=MOZLBR&pc=MOZI&q=spermiogramm+auswertung

Fall 436 – Ganzkörperschmerzen unklarer Genese

Zugang

Am 11. 04. 2022 erschien aufgrund meiner Webseite im Internet Beate mit ihrer Tochter Klara in meiner Zweigpraxis. Beide Frauen, Mutter und Tochter waren Tierärztinnen. Beide hatten meine Bücher gelesen und waren gespannt, wie eine Sitzung ablaufen würde.

Anamnese vom 11.04.2022

Nach der letzten Corona Impfung gab es erstmals im Leben von Beate Herzrhythmusstörungen mit Luftnot und Schweregefühl in allen Gliedern. Zusätzlich hatte sie schon vorher schwere Rückenschmerzen gehabt, oft bei Skala 8 bis 10, konnte dann nur mit aufgestützten Händen aufstehen und stand dann vornübergebeugt, da sie sich wegen der Schmerzen nicht gerade aufrichten konnte.
Eine Neuroborreliose wurde bei ihr diagnostiziert, die kinesiologisch später aber als „abgelaufen" und nicht mehr relevant und therapiebedürftig getestet wurde.

Sie klagte über Gelenkschmerzen in allen Gelenken, über Schwellungen allgemein und über offene Beine.

Zunächst testete ich die Ursachen für alle Schmerzen.
Hierbei fand ich diese Mittel:

Hormon Komplex Z für die mitgenommenen Hormone,
Schutz Komplex Z,
Schattenjägertum D 30 und
Schwarzmagiertum D 100 Mio. für eine Besetzung,
Opium C 1000 für die Schlafstörungen,
Bryonia D 100.000 für den Herzdruck,

Rechtsdrehung D 1000 und
Wechseldrehung D 1000 für die Therapieresistenz,
Lymph Komplex Z für die Stauungsphänomene.
AVK Komplex Z und
optimaler Sauerstofftransport D 30 für die offenen Beine,
Rhus tox. D 100 Mio. für die Rückenschmerzen, und
Kardio Komplex Z,
Sinusrhythmus D 30 und
Sinusknoten D 30 für die absolute Arrhythmie, die sich mit dem Sinusrhythmus abwechselte.

Die Bestimmung der Beschwerden auf einer Skaleneinheit

Um die Wirkung der Therapie bestimmen zu können, fragte ich vor der Therapie nach der Intensität der Rückenschmerzen. Diese befanden sich heute bei Skala = 8, aber oft auch bei Skala = 10.

Die negativen Felder

Neben den Hormonen kamen noch die negativen Felder als Ursache für die Schmerzen.
Wer könnte eine Feindin sein? Beate berichtete von ihrer 13 Jahre jüngeren Schwester Martina, die sie gewissermaßen groß gezogen hatte, und die sie schon im Kindesalter um alles beneidet hatte, was sie nicht selbst besaß. Am schlimmsten aber war der Neid der Schwester auf die Kinder von Beate, denn Martina selbst konnte keine Kinder bekommen.
Als Beate ihrer Mutter stolz erzählte, sie sei schwanger, kam gerade Martina herein und hörte diese Geschichte. Daraufhin wurde sie blass, konnte keinen Ton herausbringen und verschwand wortlos durch die Türe und war weg. Das fiel Beate damals schon auf, konnte aber die Intensität von Neid und Eifersucht nicht erfassen, da sie selbst ja innerlich jubelte.

Ursache der Linksdrehung

Der Neid der Schwester war auch die Ursache für die Linksdrehung bei Beate!

Für die Schwester fanden wir die Mittel
Lachesis D 30, für die Eifersucht und den Neid,
Lachesis D 300.000, für die Manipulation und für die negativen Felder,
Acidum nitricum D unendlich für die Ablehnung und
Psycho Komplex Z für die Psychopathologie.

Die Entwicklung der Beschwerden

Nach dem Stirnstrich fragte ich die Intensitäten von Rückenschmerzen und Haltung ab.
Die Rückenschmerzen waren von Skala = 8 auf Skala = 4 zurückgegangen, die Haltung war plötzlich aufrecht, das Aufstehen ging fast ohne Aufstützen, und die Tochter Klara bemerkte als zweite Beobachterin, dass alles jetzt sehr viel leichter aussähe als vor der Therapie. Beate selbst sprach das so aus: „Alle Schmerzen sind mindestens um die Hälfte besser geworden".

Überlegungen zum Fall

Die Tierheilpraktikerin Beate hatte vor meiner Therapie bereits viele Therapieversuche unternommen, die aber nie zu einem Durchbruch geführt hatten.
Durch die Rückenschmerzen waren die Bewegungen wie Spaziergänge eingeschränkt, sodass es zu einer kontinuierlichen Gewichtszunahme gekommen war. Wir beschlossen, das Gewicht erst anzugehen, wenn die anderen Baustellen geschlossen werden konnten.

Bei Schmerzen, die mehrere Jahre bestanden, war es besonders eindrucksvoll zu sehen, wie die Schmerzen zurückgingen und die Haltung plötzlich aufrecht und gerade war.

Noch bevor ich mit dem Stirnstrich starten konnte, war durch die akustische Inhalation bereits eine Schmerzminderung im Rücken aufgetreten. Ebenfalls von Skala = 8 auf Skala = 4. Danach erst konnte ich den Stirnstrich applizieren, der dann keine wesentliche weitere Besserung mehr erbrachte.

Während der Sitzung tasteten Klara und ich beide den Puls der Patientin, einmal war er regelmäßig wie beim Sinusrhythmus, einmal unregelmäßig wie bei absoluter Arrhythmie.

Fall 437 – Der Schutz des Therapeuten

Anamnese vom 12.04.2022

Am 12. 04. 2022 besuchte mich Ursula in der Zweigpraxis in Weidenau. Nach mehreren Telefonaten und Mails waren wir uns schon fernmündlich sympathisch näher gekommen.

Als Heilpraktikerin übt sie die Kunst der Fußmassage nach Marquardt aus, arbeitet also bei den Patienten sehr körpernahe. Hier spürt sie, dass sie nicht genügend geschützt ist, um gegen negative Felder von Patienten gewappnet zu sein.

Sie hatte einen angeborenen grauen Star rechtsseitig, der operativ beseitigt werden konnte. Dennoch spürt sie die verschiedenen Sehfähigkeiten ihrer beiden Augen. Zusätzlich hatte sie vor Jahren einen Morbus Basedow mit einem ausgeprägten Exophthalmus. Da der Fettkörper hinter dem linken Auge weiterhin geschwollen blieb, bekam sie eine Bestrahlung hinter das linke Auge. Seither ist das Auge nicht mehr prominent oder hervorstehend.

Trauma

Bei einer Operation – der des rechten Auges – wurde eine Äthermaske verwendet, an die sie sich noch wie mit einem Flash back erinnert. Diese Maske hatte sie traumatisiert. Entsprechend hatte sie eine kräftige Verschiebung ihrer Augen: Die Iris wurde fast zur Hälfte vom Oberlid bedeckt, während man unterhalb der Iris „das Weiße", die Sklera (die Lederhaut) sehen konnte. Das war ein sehr deutliches Zeichen für eine Traumatisierung.

Sie berichtete von einem Pulsieren in der linken Gesichtshälfte, diese Pulsationen setzten sich auf die linke Kopfhälfte fort.

Schließlich erzählte sie von ihren schlechten Zähnen, und dass sie mit den Zähnen immer wieder Probleme habe.

Für die Schutzmechanismen fand ich diese Mittel:
Schutz Komplex Z,
Erdung D 30,
Lipid Ausleitungs Komplex Z,
Strahlenschutz Komplex Z und
Selbstsicherheits Komplex Z.

Für die Augenposition / das Trauma fand ich den
Trauma Komplex Z

Für das Pulsieren im Kopf, das mich an die Kopfkongestion von Gold erinnerte, fand ich
Aurum metallicum D 1000.

Für die Zähne fand ich
Kiefer Komplex Z und
Kiefergelenk D 30.

Therapie:

Alle Mittel wurden per Stirnstrich eingegeben.

Wirkung:

die linke Gesichtshälfte hat begonnen zu arbeiten, das Pulsieren ist weniger geworden.
Sehr entspannt ging diese Patientin nachhause.

23. Durch Shedding bedingte Störungen

Fall 438 – Eine Narbe mit Fremdenergie, Shedding

Nofretete erscheint am 15. 02. 2022 in meiner Praxis. Wir hatten uns schon mehrere Male getroffen, um eine alte Inkarnation aufzuarbeiten, die in der Gegenwart zahlreiche Spuren hinterlassen hat.

Anamnese vom 15. 02. 2022

Zunächst sprechen wir über die psychischen Veränderungen nach den verschiedenen Covid-19 Impfungen. Ihr Sohn Uwe hat sich mental sehr verändert. Eine Diskussion über die verschiedenen Ansichten der Impfung ist nun nicht mehr möglich.

Nach der Impfung ihres Mannes hatte sie eine Stunde neben ihm am Computer gestanden, danach überfiel sie ein Frostgefühl. Die Kälte ging auch nicht mehr weg, als sie sich in die Sonne legte, um sich aufzuwärmen. Danach hatte sie eine Klientin, danach begann sie zu zittern und zu schlottern. Sie fühlte in ihrem Körper eine Art Besetzung, sodass sie nicht mehr meditieren konnte, die Konzentration fehlte ihr plötzlich. Zwei Tage hatte sie intensive Knochenschmerzen „jeder Knochen hat geschmerzt", und erst dann kam sie wieder langsam „zu sich".

Offensichtlich hat sie durch die Nähe ihrer drei Männer, Ehemann und zwei Söhne, eine Shedding Symptomatik entwickelt.

Erster kinesiologischer Test

Shedding – Folgen testen mit schwachem Arm, stark gegen
Kundalini Energie D 30 und
Ausleitungs Komplex Z.

Erste Therapie

Beide Mittel werden als Stirnstrich appliziert.

Zwischenanamnese

Nofretete berichtet über Druck auf der Brust. Sie meint, dieser Druck käme von der Speiseröhre. Aus meiner Sicht war das genau richtig, denn ich erkannte, dass sie eine Speiseröhrenaussackung hatte, ein Zenker'sches Divertikel, das bei Füllung vor allem mit länglichen Nahrungsmitteln wie Mohrrübenteilen, erhebliche Schmerzen verursachen kann. Durch Drehbewegungen ist manchmal eine Linderung herbeizuführen.

Zweiter kinesiologischer Test

Die Unversehrtheit der Familie von Nofretete kam mit schwachem Arm, stark gegen
Toleranz Komplex Z und Auflösung der Unversöhnlichkeit D 30.

Zweite Zwischenanamnese

Von einem Kaiserschnitt hatte sie im rechten Unterbauch immer noch eine entzündliche Stelle, die nicht abgeheilt war. Als ich diese Entzündung sah, dachte ich, da hat sie jemand geküsst, die Form sah aus wie ein Mund, der sich auf die Narbe gelegt hatte. Zusätzlich erkannte ich eine Fremdenergie und einen Pilz.

Dritter kinesiologischer Test

Die entzündete Narbe kam mit schwachem Arm, stark gegen
Pilz Nosode D 30,
Entzündungs Komplex Z,
Eiter Komplex Z und
Auflösung von Fremdenergie D 30.

Dritte Therapie

Alle vier Mittel werden als Stirnstrich gegeben.
Zusätzlich gebe ich
Innere Aufrichtung D 30 und
Auramassage D 30.

Wirkung der Therapie

Hier kam es nun zu einem intensiven Gefühl von Ausleitung, als ob eine negative Energie über die Beine und Füße, später auch über die Hände abfließen würde. Auch als wir uns einige Zeit später verabschieden, ist dieser innere Ausleitungsprozess keineswegs abgeschlossen. Diese subtile Fremdenergie stammte offensichtlich ebenfalls noch aus einer alten Inkarnation, in der Probleme entstanden, die sich bis in die Gegenwart auswirkten.

Subjektiv wurde der Druck auf der Brust immer weniger, es entstand ein Leichtigkeitsgefühl, sodass alles, was mit der Speiseröhre zusammenhängen mochte, sich wie aufgelöst anfühlte.

Überlegungen zum Fall

Seit es die mRNA Impfung gibt, gibt es auch Shedding, die „selbst ausbreitende Vakzine". Diese war schon bei der Erprobung der Corona Impfstoffe bekannt, sodass bei den ersten Menschenversuchen darauf geachtet wurde, dass die frisch geimpften Personen in den ersten 48 Stunden möglichst keinen nahen Kontakt zu anderen Personen haben sollten.

Nofretete hatte im Gegensatz zu diesen vorgeschlagenen Vorsichtsmaßnahmen engen Kontakt zu ihrem Mann und ihren Söhnen, auch kurz nach deren Impfung. Da sie sensibel ist und sensibel reagiert, kam es zu heftigen vegetativen Reaktionen bei ihr.

Fall 439 – Shedding im Kindergarten

Anamnese vom 17. 02. 2022

Am 17. 02. 2022 kam trotz eines Orkans Dorothea zu mir in die Praxis in Weidenau. Sie sah abgekämpft und müde aus, wie ich sie noch nie erlebt hatte.

Sie berichtete, dass sie nicht in der Lage sei, den ganzen Weg zurückzufahren, es sei denn, ich könnte ihr dazu verhelfen, wieder in ihre Energie zu kommen. Ich war optimistisch, da ich beim Energetisieren schon häufig erfolgreich war.

Die Symptome

Sie erzählte, dass sie überhaupt keine Kraft mehr hätte, schon das Aufstehen vom Sofa hätte sie übermenschliche Kräfte gekostet. Sie hustete häufig. Alles tut ihr weh, die Knochen, die Gelenke und die Muskeln. Sie spürte heftige Stiche im Bein, sodass sie die Kraft für den Moment völlig verlieren würde. Sobald sie hustet, stellen sich heftige Kopfschmerzen ein. Sie hatte nach Husten auch Übelkeit mit Erbrechen. Die Konzentration sei weg, sie könne nicht mehr meditieren. Abends seien die Füße geschwollen. Durchfälle habe sie schon seit Jahren, das sei nichts Neues. Sie bekomme innerhalb kurzer Zeit, in wenigen Minuten, einen roten Kopf, ohne einen adäquaten Anlass (DD: Carcinoid, Phäochromozytom). Zusätzlich laufe ihr eine Flüssigkeit in die Luftröhre, die sie dann zum Husten zwinge.
Vor 3 Wochen habe sie eine schlimme Grippe gehabt. Eine Mandelentzündung habe sich in die Kieferhöhlen und dann ins Ohr verlegt.

Sie sei völlig ausgepowert. Da sie noch zwei Geschwister und einen Vater versorgen muss, die die Pflegestufe 5 haben, deren Pfleger aber nach Verbrauch der verordneten Opiate verschwunden seien, und noch keine neuen Pflegekräfte gefunden wurden, muss sie nun trotz Kraftlosigkeit einspringen. Da ihre Geschwister sehr aggressiv sind, kann sie das Nötigste kaum leisten.

Der Corona Test

Da sie im Kindergarten arbeitet, testet sie sich jeden Tag auf Corona. Bisher gab es nur einen Tag, an dem der Test erst positiv, dann negativ geworden sei. Eine Kontrolle durch einen PCR Test ergab ein negatives Ergebnis, sodass eine Corona Infektion ausgeschlossen werden konnte. Somit kam in erster Linie eine schwere Grippe in Frage mit Gelenk- und Gliederschmerzen.

Der kinesiologische Test

Im kinesiologischen Test kamen bei der Virusinfektion aber Mittel als Therapie, die eher auf eine Corona– als auf eine Grippe – Infektion hingewiesen hätten. Hierzu gehörte Ivermectin D 30 und Chloroquin D 30. Außerdem kam später noch die Shedding Energie D 30.

Daraufhin testete ich, ob es sich um eine Grippe oder um ein Shedding handelte. Es kam tatsächlich ein Shedding als Antwort.

Als ich die Kopfaura betastete, erschrak ich, denn die Kopfaura war nicht mehr spürbar und tastbar. Ich erkannte die mir bereits bekannte „Milchglasscheibe" über dem Kopf, die von der kosmischen Energie abschneidet. Erst nach dem Einstreichen des Mittels Kundalini Energie D 30 zerplatzte die Glasscheibe und gab den Weg für die heilende Energie frei.

Nach einigem Nachdenken über mögliche Mittel testete ich die gefunden Mittel und fand diese Mittel als passend:

Virus Nosode D 30
Ivermectin D 30
Chloroquin D 30
Eupatorium perfoliatum D 100 Mio.

Für die Stiche im Bein:
Ledum D 1000

Für die Übelkeit und die Durchfälle:
Leber Komplex Z
Nux vomica D 30

Für die Lebensenergie:
Psycho Komplex Z
Kundalini Energie D 30
Shedding Energie D 30

Für den Husten:
Bryonia D 100.000

Für die Schlaflosigkeit:
Schlaf Komplex Z

Therapie

Nach der Therapie mit allen Mitteln als Stirnstrich kam es zu einer schnellen und gründlichen Erholung. Die Gesichtszüge waren entspannt, der Arm wieder kräftig, und bei allen Stichworten kam im kinesiologischen Test ein „ok".

Tatsächlich konnte ich Dorothea in einem gut gebesserten, wenn auch noch nicht vollständig gesunden Zustand wieder nach Hause fahren lassen.

Überlegungen zum Fall

Nach Impfungen mit mRNA Impfstoffen konnte ich bisher oft eine „Milchglasplatte" über dem Scheitel entdecken, wenn ich in den Alphazustand ging und mir die Aura mit geschlossenen Augen besah. Die Therapie der Wahl ist seit ca. 2 Wochen Kundalini Energie D 30. Diese lässt die Glasplatte verschwinden und ermöglicht dann wieder einen Zugang zur kosmischen Energie.

Im vorliegenden Fall scheint es über geimpfte Kinder zu einem Überspringen der Impfenergie (selbstständig ausbreitende Impfstoffe) auf die Kindergärtnerin gekommen zu sein. Die Symptome waren zwar eher für eine Corona – Infektion typisch, aber im kinesiologischen Test kam Shedding, und nach der Therapie kam es zu einer raschen Erholung, sodass es sich vielleicht auch um eine Corona Erkrankung handelte, die mit einem negativen PCR Test einher ging, wie es immer einmal vorkommen kann. Ein Fall aus Bad Orb ist mir bekannt, dass der PCR Test eine typische Corona Infektion nicht angezeigt hatte. Eine Doppelsymptomatik scheint das deshalb zu sein, weil zwei bewährte, aber von der Pharmaindustrie ausgegrenzte Mittel für die Therapie kamen, Ivermectin und Chloroquin. Gleichzeitig kam aber auch eine Shedding – Symptomatik zum Vorschein.

Hier wird die Situation unübersichtlich, weil sich möglicherweise eine Corona – Symptomatik mit einer Impf – Symptomatik überlagern mögen. Alles unter der Annahme, dass die Shedding – Symptomatik mit einer Impf – Symptomatik übereinstimmt.

Fall 440 – Ein kardiales Ereignis durch Shedding

Anamnese vom 19.10.2022

Am Morgen des 19.10.2022 hatte ich eine Patientin aus Bonn, Dagmar, die insgesamt zwei Stunden hier blieb, weil der Weg ins Leben nicht so leicht zu finden war. Was könnte sie mit ihren zahlreichen Fähigkeiten tun, um ins Leben zu kommen? Sie lernt einen Wissenszweig nach dem anderen, bearbeitet ein Problem nach dem anderen, kommt aber nie in die Handlung herein.

Bei hellem Sonnenschein und erstaunlich warmer Witterung, warmem Wind (aus der Sahara), machten wir, Dagmar und ich, noch einen Spaziergang um unser „Karree", bevor sie den Navi nach Bonn richtig einstellte und im BMW die Heimfahrt antrat.

Nach einer kleinen Mittagspause umrundeten Clara und ich den Niedermooser See, landschaftlich wunderschön, die Bäume in den Herbstfarben, ein großes Segelboot mitten auf dem See und warme Luft, warme Farben, Ausgeglichenheit.

Nach der Dreiviertel Umrundung, als ein Pfad nach links abbog, den wir auch nahmen, weil der Seeweg gesperrt erschien, bekam ich plötzlich eine Tachykardie von ca. 200 Schlägen pro Minute, also doch recht schnell, so gegen 16 Uhr 10. Ich hoffte, dass diese Tachyarrhythmie dann auch bald wieder aufhören würde, wie ich es von früheren ähnlichen Ereignissen schon kannte, die nur ca. 5 bis 15 Sekunden angehalten hatten.

Wir hatten über familiäre Verhältnisse in Lübeck gesprochen und anderes, was mich aber wenig belastete.

Tatsächlich blieb ich dann erst einmal fünf Minuten stehen, aber als die Tachykardie nicht zu Ende gehen wollte, gingen wir langsam am Ufer weiter, bis ich mich auf eine Bank mit Seeblick setzte. Inzwischen war noch ein restrosternaler Druck von der Skala 3 hinzu gekommen, ich bekam gut Luft, es gab keine atemabhängigen Schmerzen, wie ich sie von einer Stenokardie von 1987 her kannte. Immerhin fühlte ich eine leichte Schwäche, den Druck hinter dem Brustbein und ein leicht beklommenes Gefühl, weil ich noch nicht wusste, wie dieses kardiale Ereignis enden würde – in der Normalität, im Krankenhaus oder auf dem Friedhof. Im EKG würde man nur eine Tachykardie, vermutlich eine Tachyarrhythmie von 220 / Min. sehen, aber keinerlei Ursachen finden.

Vermutlich würde ich einen Betablocker bekommen, und eine Infusion natürlich, um einen Zugang zu haben, falls es ernst werden würde. Es gäbe wohl kaum eine wichtige Option für mich: Keine Erkenntnisse aus dem EKG, kaum Linderung durch die Medikation.

Schließlich kamen wir nach einer knappen Stunde zuhause an, ich hatte mir inzwischen viele Stirnstriche gegeben, KHK Komplex Z, Kardio Komplex Z, Sinusrhythmus D 30, Sinusknoten D 30 und vieles mehr.

In der Siedlungsstraße nahm ich dann 2 Tbl. von Schüssler ein, einmal Magnesium, einmal Kalium. Ob wegen dieser Medikation oder spontan, die Rhythmusstörungen ließen rasch nach und ich konnte innerhalb von ca. 2 Minuten am Puls fühlen, dass er zwischen 80 und 160 hin und her schwankte, sich dann für 80 entschied und dann langsam auf 72 / Minuten herunter ging, wo er auch blieb.

Entsprechend leicht konnte ich die 15 steilen Stufen zum 1. Stock überwinden. Danach war Ruhe eingetreten und mein Herz schlug so ruhig und regelmäßig wie immer.

Ursachensuche

Nun interessierte mich im Nachhinein doch noch ziemlich, welcher Umstand meines Lebens diese doch etwas bedrohliche Herzraserei ausgelöst haben mochte. Genau genommen fiel mir nur das Shedding ein, das Überspringen von Spikes von einem geimpften auf einen ungeimpften Menschen. Tatsächlich kam im kinesiologischen Test am 19.10. und auch noch einmal am 20.10.22 das Shedding als einzige Ursache für meine länger anhaltende Tachyarrhythmie.

Nachbehandlung

Zur Nachbehandlung gab ich mir dann die sechs Standardmittel für Shedding:
Corona Impf Komplex,
Ausleitungs Komplex Z,
Lipid Ausleitungs Komplex Z,
Immun Komplex Z,
Shedding Energie D 30 und
Kundalini Energie D 30.

Verlauf vom 25.10.2022

Mit Tanja war ich in Überlingen unterwegs, sprach wieder von einer mir gut bekannten Frau und ihrem Wunsch, in ein Mietshaus umzuziehen, wir gingen steil bergauf, kamen am Museum vorbei, gingen an den Steilhang, wo uns eine Katze mit ihrem ausgeprägten Gleichgewichtssinn überraschte und sahen die Schafe, die von der französischen Partnerstadt Chantilly der Stadt Überlingen zur Verfügung gestellt worden waren, um den steilen Rasen abzugrasen.

Hier nun erzählte ich vom „Tischlein deck Dich und Knüppel aus dem Sack", bekam einen Schwindelanfall, ziemlich heftig, und wurde dann erstmals ohnmächtig, sodass ich nach ca. 2 Sekunden auf dem Boden landete und dort wieder zu mir kam, das Gesicht von Tanja vor meiner Nase, die fragte, ob es mir gut gehen würde – nach kurzer Orientierung stellte ich fest, dass mein Schwindelanfall vorbei war und ich wieder aufstehen konnte – mit Hilfe von Tanja, die mich hoch zog.
Danach weitgehendes Sicherheitsgefühl, bis zum See, wo ich mich dann wieder setzen konnte, um einem zweiten Schwindelanfall zuvor zu kommen.

Im kinesiologischen Test kam auch hier ein Shedding, möglicherweise von einer Nachbarin im Café, in deren Nähe wir uns befunden hatten. Genaugenommen könnte es sich hier auch um ein mentales Shedding handeln, denn jedes Mal war dem Anfall ein Gespräch vorausgegangen, das sich um die häuslichen Verhältnisse drehte.

24. Störfeld Brillenglas

Fall 441 – ein schwerer Fall von Migräne

Anamnese vom 03.02.2023

Die 43 Jahre alte Grundschullehrerin Diodora aus dem südlichsten Hessen erscheint am 03.02.2023 in meiner Zweigpraxis in Weidenau. Sie hatte mir im Vorfeld schon im Dezember eine ausführliche Anamnese per Email geschickt, sodass wir bereits mit der Therapie vor 6 Wochen beginnen konnten.

Vorgeschichte

Damals war aus der Anamnese ersichtlich, dass es sich um eine hormonelle Migräne handeln würde. Alle 14 Tage kam es zu einem Anfall, der 24 bis 36 Stunden andauern konnte. Danach waren 24 Stunden Regeneration erforderlich, bis sie wieder einsatzfähig war. Der Beginn fiel in das 9. Lebensjahr.

Neben den Menstruationsschmerzen gab es noch eine besonders kräftige Blutung am zweiten Tag der Menses, sodass es sich hier um eine Dysmenorrhoe mit einer zusätzlichen Hypermenorrhoe handelte.

Erste Therapie

Für die hormonelle Harmonisierung gab ich damals den Hormon Komplex Z, der Pulsatilla D 1000, Sepia D 1000, Cimicifuga D 30, Uterus D 30, Ovarien D 30 und Hypophyse D 12 enthält, Sanguinaria D 30 und Lachesis D 30.
Zusätzlich gab ich noch weitere fünf Mittel, die letztlich keine Besserung brachten, weil die entsprechenden vermuteten Ursachen nichts mit der Migräne zu tun hatten, wie sich bei der aktuellen Konsultation herausstellte.

Zwischenergebnis

Immerhin dehnte sich der Abstand der Migräneanfälle von bisher 2 Wochen auf 5 Wochen aus. Die Blutung am zweiten Tag war wesentlich milder ausgefallen, aber die Kopfschmerzen waren immer noch heftig. Es gab also deutlich spürbare Besserungen, ohne dass der Knoten ganz gelöst worden wäre.

Konsultation vom 03.02.2023

Am 03.02.2023 erschien Diodora in meiner Zweigpraxis, um über eine systematische Testung möglichst alle Ursachen ihrer jahrelang bestehenden Kopfschmerzen zu erfassen und therapeutisch zugänglich zu machen.

Die Hände fühlten sich kühl und trocken an, Diodora war schmal, sehr sympathisch und offensichtlich wissbegierig. Sie bestätigte meine Vermutung, dass sie sich für alles interessiere, und dass der Tag mit 24 Stunden deutlich zu kurz wäre, um alle Wissensgebiete zu durchforschen und dass es immer mehr Ziele gibt, die man erreichen möchte, als man regulär schaffen kann.

Silicea war ihr Konstitutionsmittel, passend zu den kalten Händen und Füßen gab es auch ein Hitzegefühl im Übergang der Schulter zum Hals. Eine klassische Temperaturverteilungsstörung, die für Silicea sprach.
Als ich mich nach Computerabstürzen erkundigte, meinte sie, zuhause gäbe es so etwas nicht, aber in der Schule würde der Schulcomputer immer mal wieder seinen Dienst verweigern. Auch das wäre typisch für eine Silicea Konstitution, die mit ihrer Siliziumausstrahlung die Siliziumelemente im Computer über ein Resonanzsystem stört und irritiert und manchmal ein Chaos anrichtet, das mit den Reparaturprogrammen im Computer nicht mehr ausreguliert werden kann.

Erste Therapie

Silicea D 1000.

Wirkung nach dem Stirnstrich mit Silicea D 1000

Diodora berichtete, dass sie jetzt ein Wärmegefühl im Bauch verspüre, im Bereich des Sonnengeflechtes, das sich nach und nach, langsam aber gut spürbar, ausbreitete. Noch während ich den Stirnstrich ausführte, fiel mir die Brille auf, die mir ein Störfeld zu sein schien.

Störfeld Brillengläser

Tatsächlich testete ich beide Brillengläser als linksdrehend, und im Richtig – Falsch – System erfragte ich, ob dieses Störfeld die Kopfschmerzen generieren würde. Es kam ein klares Ja. Die Hormonstörung war ebenfalls eine Ursache für die Kopfschmerzen, aber weitere Ursachen schien es nicht zu geben.

Entstörung der Brillengläser

Die Brillengläser waren also linksdrehend, was im Kopfbereich zu erheblichen Störungen aller Art führen kann, natürlich auch zu Kopfschmerzen. Diodora berichtete, dass sie die Brille sofort absetzt, sobald sie zuhause ankommt, weil sie die Brille einfach „nicht mag". Ein Zeichen dafür, dass etwas nicht stimmte.

Ich entstörte die Brillengläser, indem ich mit meinem Zeigefinger rechts drehende Kreise über den Brillengläsern ausführte, die dann zu einer Rechtsdrehung führten. Danach waren die Brillengläser entstört. Eine Entstörung reicht meistens für viele Jahre. Als Diodora die Brille erneut aufsetzt, entfiel das unbestimmte unangenehme Gefühl, und die Stirn schien sich auszubreiten, frei zu werden, während sie sich vorher eher zusammenzog und Stirnfalten bildete.

Weitere Therapie

Die hormonell wirksamen Bestandteile – der Hormonkomplex Z, Lachesis D 30 und Sanguinaria D 30 würde ich weitere sechs Wochen täglich einnehmen, zusammen mit Silicea D 1000 und dem hier für den leichten Hashimoto gefundenen Mittel Schilddrüsen Komplex Z.

Die Schilddrüse

Diodora nahm seit der Jugend immer kleine Dosen von Schilddrüsenhormonen ein, da über eine Laboruntersuchung ein hoher Antikörperspiegel gefunden wurde, der einen Hashimoto anzeigte. Über alternative Heilmethoden ist der Antikörperspiegel so weit gesunken, dass man heute eine Hashimoto Erkrankung kaum noch feststellen würde. Nach Aussetzen der Therapie stieg der Antikörperspiegel jedoch wieder an.

Immerhin kam im kinesiologischen Test, dass 25 µg L – Thyroxin weiterhin erforderlich wären. Diese Medikation konnten wir aber durch den Schilddrüsen Komplex Z ersetzen, sodass L – Thyroxin ohne Beeinträchtigung abgesetzt werden kann. Der Schilddrüsen Komplex Z sollte dann täglich und dauerhaft genommen werden.

Überlegungen zum Fall

Nachdem ich vor ca. 20 Jahren meinen ersten Fall von schweren Kältegefühlen im Stirnbereich auf ein linksdrehendes Brillenstörfeld zurückgeführt hatte, konnte ich bei weiteren 20 bis 30 Patient:innen Brillenstörfelder entstören und ggf. Operationen im Nasenscheidewandbereich verhindern, indem ich das Brillenstörfeld identifizierte und die vorliegende störende Linksdrehung durch eine verträgliche Rechtsdrehung ersetzte. Dieser erste Fall ist in meinem Buch Abenteuer Homöopathie, Band 1, als Fall 8 veröffentlicht.

Leider ist das Phänomen der Linksdrehung weitgehend unbekannt. Eine Linksdrehung der Aura verursacht eine Therapieresistenz. Diese kann man durchbrechen, indem man Rechtsdrehung D 1000 gibt, als Globuli oder als Stirnstrich, oder linksdrehende Störfelder wie Brille, Laptop, Funkarmbanduhr oder Ehering, manuell rechtsdrehend macht, indem man mit dem Zeigefinder der Händigkeitshand rechtsdrehende Kreise über dem linksdrehenden Gegenstand ausführt.

Da die Linksdrehung weder in der Homöopathie noch in der Kinesiologie bekannt ist, also weder aufgesucht noch therapiert wird, können solche Störfelder lange bestehen, bevor sie entdeckt und behandelt werden. Das traf auch auf meine Patientin zu, die in der Tat viele Versuche unternommen hat, mit ihrer unangenehmen Störung fertig zu werden oder sie gar aufzulösen. Interessehalber seien diese Versuche hier alle aufgeführt.

„Dies habe ich seitdem mit meiner Heilpraktikerin unternommen:

- Einsatz verschiedener Nahrungsergänzungsmittel (unter Berücksichtigung der Blutwerte, die regelmäßig u.A. zur Schilddrüsenkontrolle gemacht werden): Vitamin D+K2, Eisen, Magnesium, Komplex zum Ausgleichen der KPU, Lavita,
- Aufbau der Darmflora mit Omnibiotik- Präparaten nach einer Mikrobiomuntersuchung mittels Stuhlprobe,
- Einnahme verschiedener Zusammenstellungen von Regenaplexen in Tropfenform,
- Einnahme verschiedener Urtinkturen,
- Behandlung mit Lifewave- Pflastern auf verschiedenen Akupunkturpunkten,
- Globuli zum Ausgleich von Progesteron und Estradiol nach einem Hormon- Speicheltest,
- Stressreduktion,
- Anpassung der Ernährung,

- Entsäuerung,
- Einsatz von Zeolith und anderer Mittel zum Entgiften,
Vermeidung von Chemie in Kosmetik und Waschmitteln."

Im Nachhinein konnten alle diese heilsamen Aktionen nicht zum Ergebnis führen, weil das linksdrehende Störfeld bei den Brillengläsern nicht entdeckt werden konnte. Falls mir das Brillenglas nicht intuitiv „ins Auge" gesprungen wäre, hätte ich es bei der systematischen Untersuchung von 35 potenziellen Ursachen für Störungen mit Sicherheit entdeckt, weil die Rechtsdrehung separat abgefragt wird.
Ein schönes Beispiel für die Bedeutung der Homöo – Kinesiologie, bei der 35 potenzielle Ursachen in einer Systematik abgefragt werden, die nicht immer, aber doch sehr oft zu den Ursachen von Störungen führt, die oft im Unsichtbaren liegen.

Eindruck der ersten Sitzung

Lieber Heinrich Zeeden,
„Die Sitzung war sehr interessant, erhellend und wohltuend. Ich bin dankbar für diese wunderbare, herzliche, inspirierende, bereichernde Begegnung!
Auf meinem Weg hat mich die Behandlung jetzt schon einen Quantensprung voran gebracht. Zum Befinden der nächsten Wochen werde ich Rückmeldung geben.
Viele herzliche Grüße, Diodora, 04. 02. 2023"

25. Traumata und Schockfolgen

Fall 442 – Panikattacken entstehen durch alte Traumata

Anamnese per Email

Die 69 Jahre alte Zorica schreibt mir in ihrer ersten Email: „Ich habe Panikattacken mit Atemnot und schlafe seit ca. 1 Jahr jede Nacht in meinem Büro in meinem Meditationssessel. Nun kann ich auch nicht mehr sitzen habe fast 20 kg zugenommen, Wassereinlagerung und bin gefühlt am Platzen."

Anamnese vom 14.10.2022

Erstickungsgefühle nachts. Alte Traumata: Ihre Mutter hatte schon die beiden Kinder vor ihr abgetrieben, sie sollte ebenfalls „verschwinden", aber es hatte nicht geklappt. Als sie 2 Jahre alt war, wollte die Mutter sie ersticken, weil sie das Geschrei des kleinen Mädchens nicht mehr aushalten konnte. Mit 15 Jahren versuchte sie dann einen Suizid mit den Tabletten ihrer Mutter. Die Mutter war Tabletten abhängig. Jetzt lebt sie seit vielen Jahren mit Valentin zusammen und ist sehr glücklich mit ihm.

Erster kinesiologischer Test

Erstickungsgefühle mit Panik testet schwach, alte Traumata testen schwach, Gegentest positiv, Bedeutung: beides hängt miteinander zusammen.

Erste Therapie

Trauma Komplex Z,
Aconit D unendlich,
Horoskopverschiebung D 30,
Zeugung D 100 Mio.

Erste Wirkung

Kurzer Hustenanfall wie Keuchhusten. Kurzes Räuspern.
Subjektiv: Sie konnte alles Negative aus ihrem Leben wegschieben, konnte alles mit göttlichem Licht und göttlicher Liebe anfüllen. Die Aura wurde bunt.

Erkenntnisse im Alphazustand

Ich sehe, wie ihre Milz brennt, wie ein Haus, das in Flammen steht.
Der Brand konnte so gelöscht werden:

Zweite Therapie

Bakterien Nosode D 30,
Imipenem D 30,
Aura Komplex Z,
Neukonditionierungs Komplex Z,
Causticum D unendlich,
Lachesis D 30,
Schutz Komplex Z
Ahnenerlösung D 30

Zweite Wirkung

Nach dem Stirnstrich mit allen Mitteln kam es noch einmal zu einem kurzen Husten und einem kurzen Räuspern.
Subjektiv: Sie empfand jetzt eine bleierne Schwere mit Schmerzen, und eine Schwäche im Bauch. Der Schleim sei zäh, und das Abhusten koste sie „ihre ganze Kraft".

Zwischenanamnese

Sie habe die Hoffnung auf eine Besserung ihres Zustandes schon fast aufgegeben. Der Satz „Mir kann keiner helfen" kam als „installierter Glaubenssatz". Zusätzlich gültig: „Es darf mir nicht gut gehen".

Dritter kinesiologischer Test = dritte Therapie

Coccus cacti D 30
Pertussinum D 30
hinderliche Glaubenssätze D 1000
Rückenstandard Z,
Muskel Komplex Z

Dritte Wirkung

Sie weint heftig.

Vierter kinesiologischer Test = vierte Therapie

Sie berichtet von einem Schweregefühl. Hierfür erhält sie
Leichtgefühl D 30,
Harmonie Komplex Z
Hormon Komplex Z
Motivations Komplex Z

Vierte Wirkung:

Minimales Räuspern, Lächeln, Leichtigkeitsgefühl, angefüllt mit Freude.

Wir sprechen über Boviseinheiten. Sie trägt ein hölzernes Medaillon mit vier Unendlichkeitszeichen, die sich um ein Herz gruppieren. Dieser Talisman hat 26.000 Boviseinheiten.

Wir sprechen über ihr Übergewicht. „Wenn ich nur einmal essen dürfte, was ich wollte". Da die Lebenslänge nicht nur vom Gewicht abhängt, erlaube ich ihr, sechs Wochen lang zu essen, worauf sie Lust hat. Dann können wir weiter sehen. Erst muss das Gefühlsleben stimmen, vorher gehen wir nicht an die Kilos dran. Diese kurze Diskussion erleichtert sie sehr.

Fünfte Therapie

Licht Komplex Z

Fünfte Wirkung

Sie spürt jetzt im ganzen Körper Leichtigkeit, unendliches Sattsein (im Licht Komplex Z ist der Impuls: „Sättigungsgefühl ohne Nahrungszufuhr“ enthalten). Unendliche Dankbarkeit durchströmt sie. Sie spürt, wie die Kraft des Wassers durch ihren ganzen Körper fließt. Sie empfindet große Glücklichkeit.

26. Tumore, Morbus Waldenström, Paraprotein-ämie

Fall 443 – Morbus Waldenström, IgM Paraproteinämie mit verdrängendem Charakter

Zugang

Am 31. 01. 2022 kommt der 80 Jahre alte, noch ziemlich frisch wirkende Siegfried in meine Praxis. Seit Februar 2020 ist ein Morbus Waldenström bei ihm bekannt. Ursache ist eine maligne Transformation und monoklonale Proliferation von Plasmazellen im Knochenmark. Der Morbus Waldenström, auch Makroglobulinämie oder Immunozytom genannt, ist eine maligne Lymphomerkrankung. Sie wird zu den indolenten (d. h. langsam fortschreitenden und wenig Symptome verursachenden) B-Zell-Non-Hodgkin-Lymphomen gezählt.

Anamnese vom 31. 01. 2022 (01)

Siegfried klagt über drei Bereiche, die er gerne stabil wissen möchte: Sein Herz, seine Nieren und seine Prostata. Am besten wäre es, so sein Wunsch, wenn sein Blut noch eine bessere Zusammensetzung bekommen würde. Und seine Frage, ob der Morbus Waldenström seine Lebenslänge verkürzen würde?

Laborchemie vom 27. 12. 2021

Glucose 147 mg%, (n = unter 110 mg%)
Kreatinin 1,7 mg%, (n = unter 1,2 mg%)
Glomeruläre Filtrationsrate = 39 (n = 90 – 160),
Harnstoff = 68 (n = 17 – 43)
Harnsäure = 8,9, (n = 3,1 bis 7,3)
MCV = 98 (n = 80 – 94)
Eosinophile = 7% (n = < 4%),

IgM = 646 (n = 40 – 230)
TSH = 1,68 (n = 0,27 – 4,2) = normale Schilddrüsen – Funktion anzunehmen.
BSG = 102 / 105, Vorwert = 79 / 116. (n = < 16 und 31)
Hämoglobin = 8,5 (Vorwert = 7,9 mg%). (n = 14 – 18 mg/dl)

Interpretation der Laborwerte

Die Laborwerte zeigen eine deutliche Anämie etwa mit der Hälfte des normalen Hämoglobingehaltes. Entsprechend erhöht ist das mittlere Zellvolumen (MCV).
Der Nierenwert Kreatinin ist erhöht, ebenso der Harnstoff und die Harnsäure, die glomeruläre Filtrationsrate ist vermindert. Hier zeigt sich eine beginnende Niereninsuffizienz.
Das Immunglobulin M ist stark erhöht, wird durch Kappa – oder Lamda Ketten verursacht, die eine Paraproteinämie bedeuten, also eine Fehlbildung von Proteinen, die verdrängenden Charakter haben. Durch die Verdrängung der roten Blutbildung kommt es zur Anämie und dadurch zu dem Symptom der verminderten Belastbarkeit.

Anamnese vom 31. 01. 2022 (02)

Siegfried berichtet von einer verminderten Belastbarkeit, ansonsten wäre er manchmal etwas verwirrt oder unkonzentriert. Im übrigen sei er aber lebensfroh und beschwerdefrei. Die bisher gegebenen homöopathischen Mittel nimmt er regelmäßig. Für die **Aktivierung der Blutbildung** wird ihm zusätzlich zu seinen bisherigen Mitteln der Blutbildungs Komplex Z gegeben,

für die Konzentration erhält der den
Konzentrations Komplex Z,

für die vergrößerte Prostata erhält er den
Uro Komplex Z und den
Blasen Komplex Z,

für die verminderte Belastbarkeit den
Kardio Komplex Z und den Blutbildungs Komplex Z (s.o.)

für die beginnende Niereninsuffizienz (Kreatinin, H'st und H'sr. erhöht,)
Nieren Komplex Z und
Lespedeza capitata D 30

für das inneres Gleichgewicht:
Psycho Komplex Z

für eine gute Impfverträglichkeit:
Ivermectin D 30

und für Schulterschmerzen:
Schulter Komplex Z

Verlauf vom 27.09.2022, über die Tochter Christa

„Bei meinem Vater Siegfried lässt die Kraft nach, es besteht keine Belastbarkeit mehr, kommt eine Sache außer Plan wird er unruhig und schafft das nervlich nicht mehr.
Nachts kribbeln die Füße, er kann nicht so gut schlafen."

Überlegungen zum Fall (01)

Der Morbus Waldenström ist eine insgesamt wenig lebensgefährliche Erkrankung. Es werden falsche Proteine, sogenannte Paraproteine gebildet, sodass die Verdrängung des roten Blutbildes das Hauptproblem zu sein scheint. Entsprechend ist das rote Blutbild auf fast die Hälfte der Norm gesunken.

Der Mangel an roten Blutkörperchen scheint auch die Ursache für die schlechte Belastbarkeit, die fehlende Konzentration und die Müdigkeit zu sein, die ihn jetzt mit über 80 Jahren einholt und seine Alterungsprozesse anscheinend beschleunigt.
In diesem Fall gibt es also keine Direktsymptome von der Grundkrankheit, sondern nur Sekundärsymptome, die sich auf das schlechte Blutbild und die eingeschränkte Nierenfunktion beziehen. Auch von der Sturzsenkung sind keine Symptome abzuleiten.

Überlegungen zum Fall (02)

Bei einem Alter von 80 Jahren ist es schwer herauszukristallisieren, welche Symptome der Krankheit – Niereninsuffizienz, Blutarmut, verminderter Sauerstoffgehalt im Blut, Unterversorgung des Gehirns mit Sauerstoff – und welche dem physiologischen Alter zuzuschreiben sind.

Hier schlagen die Wirkungen der Paraproteinämie zu Buche und verursachen Erschöpfung, Konzentrationsstörungen, Niereninsuffizienz und fehlende Belastbarkeit.
Bei einer Blutarmut von unter 7 mg% Hämoglobin pro mm^3 würde man sich überlegen, ob hier Bluttransfusionen indiziert sind, um den Sauerstoffgehaltes des Blutes zu erhöhen und damit die cerebralen Funktionen deutlich zu verbessern. Erhält das Gehirn längere Zeit zu wenig Sauerstoff, kann es zu Abbauerscheinungen kommen, die in höherem Alter nicht mehr reversibel sind.

Hier stößt man mit den homöopathischen Mitteln an Grenzen, die nicht einfach überwunden werden können.

Die nächsten Optionen aus homöopathischer Sicht wären die Mittel
optimaler Sauerstoff Transport D 30, das Organpräparat für das Großhirn, Cerebrum D 30 und der Regenerations Komplex Z, um alle Zellen zur Regeneration anzuregen. Zusätzlich würde man versuchen, Vitamine und Mineralien so zu dosieren, dass keine Mangelerscheinungen resultieren. Auch auf eine ausreichende Trinkmenge muss unbedingt geachtet werden.

Verlauf vom 06.02.2023

Siegfried geht es insgesamt gut. Er leidet unter Kurzluftigkeit, was auf seinen erniedrigten Hämoglobinwert von 11 (statt 14 bis 18 mg%) zurückgeführt wird. Der Hämoglobinwert ist um mehr als 50% angestiegen, von 7 auf 11 mg%, sodass er sich der Norm deutlich genähert hat. Entsprechend besser ist sein Befinden.

Zusätzlich leidet er unter Schlaflosigkeit, weil es kompliziert ist, seine Immobilien gerecht an seine beiden Töchter zu verteilen. Das macht ihm gewissermaßen schlaflose Nächte. Eine gute Lösung finden wir auf die Schnelle nicht.

Für die **Schlaflosigkeit** finde ich den
Schlaf Komplex Z, mit den neuen Inhaltsstoffen = Schlaf Komplex Z plus
Stramonium D 100 Mio.,
Lux lunae D 30,
Toleranz Komplex Z,
Zuversichts Komplex Z und
Flexibilitäts Komplex Z.

Für die renale Anämie bei Niereninsuffizienz im Stadium der kompensierten Retention
finde ich weiterhin
Lespedeza capitata D 30 und den
Nieren Komplex Z.

Bei Verdacht auf **Vitamin B 12 Mangel (MCV hoch**) finde ich den Intrinsic Faktor D 30.

Empfehlung

Bestimmung des Vitamin B 12 Spiegels.

Überlegungen zum Fall (03)

Die Symptome Konzentrationsstörungen, wenig Belastbarkeit und Keuchen beim Treppensteigen sind der sekundären Anämie geschuldet, die im Rahmen einer zunehmenden Niereninsuffizienz langsam zunimmt. Erstaunlicherweise ist der Hämoglobingehalt im Blut deutlich angestiegen.

Fall 444 – Tumor mit Cholestase und Lebermetastasen

Anamnese vom 11. 04. 2022

Die Heilpraktikerin Cleopatra schickte ihre Mutter Pauline zu mir wegen eines Tumorgeschehens. Im Januar 2022 war sie im Krankenhaus in Gelnhausen wegen zunehmender Bauchschmerzen.

Damals wurde ein neuroendokrines Karzinom im Stadium G 3 gefunden. Zwischenzeitlich traten erhöhte Werte für Leber und Galle mit einem intermittierenden Ikterus auf. Die Gelbfärbung der Skleren wurde zuhause auch von den Kindern bemerkt. Im Labor war damals das Bilirubin bei 5,0 mg% gemessen worden (Normwert unter 1,2 mg%). Eine Gelbfärbung der Skleren sieht man ab 2,0 mg% Bilirubin im Blut.

Die Chemotherapie hat sie blendend überstanden, hatte nicht eine einzige Nebenwirkung gespürt und konnte von der Chemotherapie direkt zur Gartenarbeit übergehen.

Labor vom 07. 01. 2022:

Enddaten nach 14 tägigem Klinikaufenthalt
(Werte alle viel besser als zu Beginn bei Aufnahme)
Gamma GT = 182 (n = 5 – 39),
Alkalische Phosphatase = 203 (n = 35 – 104),
Lipase = 427 (n = 0 – 60),
Bilirubin = 1,02 (n = 0,1 – 1,2), vorher = 5!
Procalcitonin = 83,79 (n = 0 – 0,5),
Vitamin D = 67 (n = 100 – 150).

Eine erhöhte Procalcitonin - Konzentrationen von über 0,5mg/l findet sich bei SIRS (systemic inflammatory response syndrom) oder Sepsis, im Allgemeinen in Verbindung mit bakteriellen Infektionen.

Z. n. Coronainfektion in 04/21 und in 02/22. Gewichtsabnahme seit Februar 2021 = 15 Kilogramm.

Kinesiologischer Test für neuroendokrinen Tumor (evtl. Pankreas Ca).

Für den Tumor mit Lebermetastasen fand ich diese Mittel:
Chelidonium D 30 / Leber Komplex Z,
Arnica D 1000,
Rechtsdrehung D 1000,
Wechseldrehung D 1000

kinesiologischer Test für erhöhte Augenposition

Trauma Komplex Z.

Traumaanamnese

Ich fragte Pauline nach Traumata in ihrer Vergangenheit. Davon konnte sie flott und ohne Emotionen berichten.
Sie hatte vor 8 Jahren ihren Bruder tot im Wald gefunden. Er lag auf dem Waldboden, er hatte einen Herzinfarkt erlitten. Der Bruder war damals 68 Jahre alt.

Als die Mutter davon erfuhr, reagierte sie mit maximaler Trauer, indem sie stumm wurde und bis zu ihrem Tode 6 Jahre später kein Wort mehr sprach. Sie stand gewissermaßen unter schwerstem Schock. So hat sie kein Wort mehr über ihren Lieblingssohn gesprochen.

Vor ihrer eigenen Geburt hatte die Mutter eine Totgeburt erlitten, sodass sie noch eine früh verstorbene Schwester hatte.

Ihr eigener Ehemann war vor 25 Jahren 47 jährig nach einer Operation an einer Lungenembolie verstorben. Da es so viel zu regeln galt, funktionierte sie einfach weiter, hatte also gar keine Zeit zu trauern.

Auch mit ihrer Tochter konnte sie nicht über den Tod ihres Mannes, den Tod des Vaters ihrer Tochter sprechen. Heute meint sie, das sei ein großer Fehler gewesen.

Von diesen vier Traumata kamen drei mit schwachem Arm. Der Tod des Bruders, das Verstummen der Mutter und der Tod ihres Mannes kamen als Trauma. Hierfür erhielt sie den Trauma Komplex Z.

Sie leide unter Knieschmerzen, vor allem nachts und bei Wetterwechsel sei es besonders schlimm.
Hierfür finde ich die Mittel
Gelenk Standard Z,
Muskel Komplex Z und
Patellaführung D 30.

Nach dem Stirnstrich mit allen oben genannten Mitteln kam der Tumor mit starkem Arm.
Im Detail erkundigte ich mich beim kinesiologischen Test nach weiterem Wachstum, Stillstand und Schrumpfung des Tumors. Es kam Schrumpfung des Tumors und „normale Lebenslänge". In der Klinik hatte ein Arzt ihr noch vier Monate Lebenslänge in Aussicht gestellt.

Nach dieser interessanten Sitzung verabschiedete sich Pauline wieder sehr geschäftsmäßig.

Verlauf vom 05. 06. 2022, über die Tochter

„Meine Mutter lässt ausrichten, dass es ihr gut geht. Sie hat weiterhin keinerlei Nebenwirkungen von der Chemotherapie. Sie war beim Kontroll-CT, wo zu sehen war, dass der Tumor an der Leber von 6 cm auf 2 cm geschrumpft ist. Das sind natürlich sehr gute Neuigkeiten. Sie bleibt weiterhin positiv und ist guter Dinge."

Verlauf vom 04.10.2022

Bericht über die Tochter:
„Meiner Mutter geht es gut, der Tumor hat sich nicht mehr vergrößert. Die Chemotherapie ist erst einmal abgeschlossen. Die Blutwerte sind auch in Ordnung. Sie fühlt sich gut. In 8 Wochen ist ein CT zur Verlaufskontrolle geplant."

Überlegungen zum Fall

Eine rasche Schrumpfung eines Tumors ist auch unter homöopathischer Therapie keineswegs selbstverständlich. Hier kann von einer sehr guten Reaktionsfähigkeit des Patientin bei optimistischer Grundhaltung ausgegangen werden.

Fall 445 – Therapie eines metastasierten Leberkarzinoms bei Z. n. Hepatitis, Vorgehen bei Tumor Erkrankungen

Anamnese vom 24.06.2022 und Zugang

Diana, 58a, früher Bekleidungs Expertin, seit 2006 Immobilienmaklerin, erhält zunächst für ihre 96 Jahre alte Mutter ein Kombinationsmittel für ihre linke Hand, die sie sich gebrochen hat. Nach dem erstem Gips ergab sich bei ihrer Mutter eine grotesk angeschwollene Hand.

Schock durch Tumordiagnose bei der Schwägerin

Im Laufe des vertrauensvollen Gesprächs berichtet sie von der Schwester ihres Mannes, ihrer Schwägerin Denise, dass diese nach einer Hepatitis (wohl durch einen Nadelstich in der Praxis eines Chirurgen) regelmäßig zur Berufsgenossenschaft nach München gefahren sei, um sich Leberwerte abnehmen zu lassen und um den Verlauf der Hepatitis zu verfolgen. Irgendwann wurde ihr geraten, diese „Besuche" einzustellen, was sie auch machte. Als sie nun nach mehreren Jahren Pause wieder die Leberwerte abnehmen ließ, kam es am 22.06.2022 zu der Diagnose Leberkarzinom mit Metastasen, durch Sonografie und MRT gesichert. Die Familie steht unter Schock. Denise ist eine höchst angenehme Person, die nie über andere Menschen gelästert hat. Sie besitzt gewissermaßen einen „nicht-Lästerer-Bonus".

Diagnose

Diagnose = schnell wachsender Lebertumor mit Metastasierung (alles mündliche Mitteilungen). Der Tumor fiel durch hohe Eisenwerte auf.
Ultraschall, MRT, Leberbiopsie.

Überlegungen zum Fall vor der systematischen Testung:

psychische Stabilisierung:
Psycho Komplex Z,
Stramonium D 100 Mio.
Fröhliches Sterben D 30

Mittel für die Leber:
Tumor Komplex Z,
Leber Komplex Z
Tumorauflösung D 30.

Nach einem Blick auf die Aura im Alphazustand:
Aura Komplex Z
Ersatz – Milzchakra D 30
Chamomilla D unendlich

Frage an Denise:
Über was hat sich Denise in ihrem Leben am meisten aufgeregt? Oder geärgert?

Familienanamnese über Diana:

Sie hat einen Sohn, Eric, der jetzt 38 Jahre alt ist. Sie hatte sich ein zweites Kind gewünscht und 12 Jahre nach ihrer ersten Geburt eine Tochter Theresia, bekommen. Theresia ist jetzt 26 Jahre alt. Das Herz von Denise hängt aber immer noch an Eric, dem sie alles Gute wünscht. Sie erwähnte ihm gegenüber auch, dass sie gerne Enkel sehen würde. Daraufhin heiratete Eric seine Frau, die er aber anscheinend nicht liebt. Sie haben zwei Kinder, das erste hatte erst mit 19 Monaten Laufen gelernt, schien also Behinderungen irgendwelcher Art zu haben, das zweite Kind hatte sich normal entwickelt.

Denise macht sich jetzt evtl. Vorwürfe, dass sie Eric zu einer Ehe geraten hat, in der er aber nicht glücklich werden konnte. Für diese Schuldgefühle gaben wir Natrium chloratum D unendlich.

Wie kommt man dazu, überhaupt einen Tumor zu entwickeln?

Ein alter Fall, Birgitta Thomson, kam mir in Erinnerung mit einem riesigen Hämangiom in der Leber, das durch eine geopathische Zone viel schneller wuchs als das bekannte Hämangiom bei ihrer Mutter. Die Ursache von damals war eine Strahlungszone, die mit Radium bromatum D 16 abgefangen werden konnte.

Anregung:

Ein Geomant könnte einen Strahlenanalyse von Denises Bettstatt anfertigen. Eventuell handelt es sich hier um einen durch Strahlung gestörten Schlafplatz.

Systematischer kinesiologischer Test über die Surrogatperson Diana.

Psyche:
Psycho Komplex Z,
Chamomilla D unendlich,
Natrium chloratum D unendlich.
Lachesis D 30
Ignatia D unendlich

Mikroorganismen
Virus Komplex Z
Imipenem D 30

geopathische Belastung
Strahlenschutz Komplex Z

RNS
Tumor Komplex Z
Metastasenauflösung D 30

Organbezug
Leber Komplex Z
Alle Meridiane D 30

Simile
Lycopodium D 100 Mio.,

Konstitution
Lycopodium D 100 Mio.
Tuberculinum KOCH alt D 200

Chakren
Milz – Chakra D 30

Aurabesonderheiten
Aura Komplex Z

Therapieresistenz
Rechtsdrehung D 1000,
Wechseldrehung D 1000.

Nachtest

Nach der Systematik fragten wir noch, ob weitere Mittel für Denise benötigt werden würden, es kam ein Nein.
Wir fragten, ob der Tumor eher größer werden würde, gleich bleiben würde oder eher schrumpfen würde.
Es kam erfreulicherweise die Antwort: der Tumor schrumpft.

Konklusion

Da die Patientin für einen Tumor noch sehr jung ist, 68 Jahre, wäre eine Tumorauflösung natürlich die beste Form der Therapie. Da sie einen „Bonus" hat, könnte das Experiment tatsächlich gut gelingen.

Fall 446 – eine Schilddrüsennarbe wird zur Ursache für einen Brustkrebs, eine Hypothese zur Frage, wie entstehen Karzinome

Anamnese vom 21.10.2022

Die 63 Jahre alte Nina kommt, frisch genesen von einer Corona Infektion, die sie von vor 5 bis vor 3 Wochen durchgemacht hat. Ihre Tochter hatte sie angesteckt, als sie sie durch Frankfurt gefahren hatte.

Brustkrebs

2012 wurde bei Nina ein Brustkrebs festgestellt, in den folgenden Jahren entstanden immer wieder Rezidive von Metastasen in den verschiedensten Knochenregionen, einmal auch in Leber und Lunge. Zusätzlich kam es zu einer Rippenfraktur linksseitig. Nina klagte über Schulterschmerzen rechtsseitig, bei einer Narbe in der rechten Achselhöhle nach Lymphknotenentfernung.

Ärger mit den Mietern

Neben dieser Problematik gibt es noch eine heftige Erregbarkeit, die sie beim Frühstück zeigte. Sie vermietet Räume in ihrem Haus, aber die Mieter kommen aus dem Balkan und aus Pakistan, sprechen kein Deutsch, sind respektlos und schmutzig, brechen das Verbot, nicht zu rauchen und schleusen zusätzliche Menschen ein, die dann plötzlich in dem Zimmer übernachten! Da sie somit als „Sekundärschleuserin" gelten könnte und in die Kriminalität hereingezogen werden könnte, hat sie zunehmend weniger Motivation, Ausländer aufzunehmen. Die Aufräumarbeiten sind jedes Mal erheblich, der Boden schwimmt im Wasser, die Toilette ist mit Papier verstopft und Ähnliches.

Weitere Beschwerden

Beim Treppensteigen ist es besonders schlimm, da kommt dann der Uterusprolaps besonders stark hervor. Sie klagt über tief sitzende Knochenschmerzen und Armschmerzen rechtsseitig. Von der Fraktur der linken Rippe gehen Schmerzen aus, die über die Hüfte links bis zum linken Knie ziehen.

Das Biphosphonat XGeva soll den Knochen wieder aufbauen. Wir testen es in der D 30.

Für die schwindende Sehkraft der Augen gebe ich den Augen Komplex Z,

und als Prophylaxe gegen die Corona Krankheit gebe ich die bewährten vier Mittel
Corona Virus Komplex Z, Ausleitungs Komplex Z, Lipid Ausleitungs Komplex Z und den Immun Komplex Z.

Die Schilddrüse

Nina erzählt, dass es 1987 zu einer Schilddrüsenentfernung kam, die sie zur Zeit mit L – Thyroxin kompensiert. Hier kam es zu einer Art Auraeinziehung über der Schilddrüse, die möglicherweise auch die Brust mit einbezogen hatte, sodass hier ein Brustkrebs entstehen konnte. Die Schilddrüse sieht nach der Bestrahlung immer noch gerötet aus, sodass auch nach 35 Jahren noch Residuen zu sehen sind. Bei der Frage nach einem passenden Simile fiel mit zunächst nichts ein, sodass ich mir den Intuitions Komplex Z selbst einstrich.
Danach konnte ich die Schwachstelle der Schilddrüse erkennen und testete für den Brustkrebs zunächst Helleborus D 1000, die Christrose, die aber nur einigermaßen stark kam. Erst unter Helleborus D 100 Mio. kam das Stichwort „Simile" mit starkem Arm. Wie kann das Mittel Helleborus D 100 Mio. ein Simile für den Brustkrebs sein?

Helleborus, die Christrose, steht für verlangsamte Hirnfunktionen und wird von mir vor allem bei Schilddrüsenunterfunktion verwendet. Anscheinend hat die fehlende Energieversorgung durch die Hormonsubstitution auch das weibliche Hormonsystem mit einbezogen. So könnte man sich den seltsamen Zusammenhang jedenfalls vorstellen.

Wirkung der Therapie

Nach dem Stirnstrich kam es zu Bildern und Gefühlen, aber kaum zu Wärme. Immerhin kam über den Armtest die Information, dass das Karzinom sich zurückziehen würde. Und alle Stichworte waren anschließend „stark", so auch das Stichwort Brustkrebs mit Metastasen. Ob der Krebs ganz zurückgeht oder sich nur „zur Ruhe" legt, also sein Wachstum einstellt, wird dann die Zukunft zeigen.

27. Zahnstörfelder, Zahnfehlstellungen, Karies

Fall 447 – Zahnfehlstellung als Ursache für multiple Störungen

Zugang

Am ersten Montag meines Schweizer Arbeitsurlaubes hatte ich einen freien Tag eingeplant, nahm jedoch noch jene Patienten auf, die sonst keinen Termin mehr bei mir bekommen hätten. Hierzu gehörte auch eine Frau mit einer 10 Jahre alten Tochter, die bereits eine 10 Jahre lange Leidenszeit hinter sich hatte und mithin besonders therapiebedürftig war.

Anamnese vom 19.09.2022

Odelia, 10 Jahre alt, war mit ihrer Mutter Brigitte in Willisau erschienen. Wir gingen in den Therapiekeller der Nachbarfamilie und betraten einen Raum, der inzwischen auch zu einem weiteren Beruf genutzt wurde – aber zu welchem? Diese Frage stellte ich der schlauen, aber sehr schüchternen und zurückgezogenen Odelia. Sie schaute sich alles genau an, die Spiegel, das Waschbecken hinter einem Stuhl und erkannte rasch: „Coiffeur" – Friseur – genau richtig. Also konnte ich schon einmal 100 Punkte verteilen, bevor wir dann zur Sache kamen. Dieses kleine Vorspiel öffnete schon etwas die Türe zu der sonst eher verschlossenen Persönlichkeit.

Die Mutter berichtete von einer Allergie, die schon seit Geburt bestanden hatte, eine Tierhaarallergie, die beim Kontakt mit Haustieren zur Atemnot führte. Sie habe einen Räusperzwang, aber auch einen Reflux. Bei einer Gastroskopie sei aber alles in Ordnung gewesen. Wegen Überempfindlichkeit musste eine Vollnarkose gegeben werden. 2019 habe sie einen schweren Asthmaanfall gehabt mit schwerem Erstickungsgefühl.

Schließlich gäbe es noch multiple Ängste. Die deutlichste Angst bestand vor einem möglichen Erbrechen. Der Magen sei nicht in Ordnung, es gäbe häufig eine Obstipation. Später erfuhr ich in ihrer Abwesenheit, dass sie auch häufig unter Blasenentzündungen litte. Zusätzlich gab es ein Druckgefühl über der Brust. Die Sprache war so leise, dass ich kaum etwas verstehen konnte.
Das Räuspern war sehr auffallend, denn es gab immer wieder einen kurzen heftigen Hustenstoß, der wie eine ganz kurze Fanfare klang und kaum überhört werden konnte.
Wir zählten die Anzahl der Hustenstöße, um später einen objektiven Vergleich ziehen zu können. Es waren vier Hustenstöße pro Minute, und das die ganze Zeit über, in der wir uns unterhielten.

Da alle Störungen auf der Mittellinie des Körpers lagen, also im Bereich des Konzeptionsgefäßes, dachte ich als erstes an das Störfeld „Zahnfehlstellung". Sie öffnete also ihren Mund und ich bat sie, die Unterlippe herunterzuziehen. Hier konnte ich sofort das Chaos entdecken: drei Schneidezähne standen schön nebeneinander, zwar schief und schräg, aber immerhin in einer Reihe, der vierte Schneidezahn, der 2. von rechts, lag genau hinter dem ersten Schneidezahn von rechts, sodass sich die Wurzeln gegenseitig resorbieren könnten, wenn hier keine Regulation geschaffen wurde. Diese Fehlstellung schien mir einen ausreichenden Grund abzugeben, warum das Konzeptionsgefäß, also die Mittellinie, massiv gestört war.

Im kinesiologischen Test kam diese Störung tatsächlich sofort unter dem Stichwort „Struktur" zum Vorschein. Kompensiert wurde diese Störung durch „korrekte Zahnstellung D 30", alle Meridiane D 30 und Rechtsdrehung D 1000.

Das Räuspern wurde durch Causticum D 30 gebessert, die Ängste verschwanden unter Argentum nitricum D 1000, als zusätzliche Hilfe erwies sich der Kiefer Komplex Z, das Halschakra D 30, das Simile Hyoscyamus D 30 und für die raue Haut über beiden Fingergrundgelenkreihen Graphites D 4.
Bei der Frage, wie es zu einer solchen massiven Zahnfehlstellung kommen konnte, kam mir das Bild eines Zahnschlages aus einer Vorvergangenheit in mein Blickfeld. Hierfür eignete sich das Mittel karmische Belastungen D 100 Mio. Letztlich benötigten wir für die bisherigen 10 Jahre lang bestehende Therapieresistenz neben der Rechtsdrehung noch die Wechseldrehung in der D 1000.

Mit diesem Gemisch von verschiedenen Mitteln kamen wir nach dem Stirnstrich zu diesem Ergebnis: Die Hände wurden etwas wärmer, es gab ein sehr angenehmes Entspannungsgefühl, und die Hustenstöße verringerten sich von vier auf einen pro Minute, über fünf Minuten gemessen. Das werteten wir als Hinweis darauf, dass wir auf dem richtigen Weg waren.

Zusätzlich empfahl ich eine Übung, um den mittigen Umlauf, also das Konzeptionsgefäß und das Lenkergefäß zu stützen.

Außerdem regte ich an, die Zahnregulierung, die bisher noch gar nicht thematisiert worden war, möglichst bald zu beginnen, weil es hier nicht nur um die Ästhetik der Zähne ging, sonder um die Therapie eines Bündels von Störungen, die es so bald wie möglich zu beseitigen galt. Zusätzlich wäre zur Zeit der Menarche auch mit Menstruationsbeschwerden zu rechnen.

Aus meiner Sicht führte die Unterbrechung des Konzeptionsgefäßes zu diesen Störungen:
Hustenstöße wie lautes Räuspern, leise Stimme = Kraftlosigkeit des Kehlkopfes, zu Allergien durch die Beeinträchtigung des Thymus, zu Oberbauchbeschwerden mit Verdauungsbeschwerden und Reflux, und schließlich zu rezidivierenden Blasenentzündungen mit Blasenreizung.

Kinesiologisch gab alles einen Sinn, die vorläufige Verbesserung des Hustens schien anzuzeigen, dass wir einen guten Weg beschritten, der möglicherweise zu Lösung dieser Probleme führen konnte.

Die Rauigkeit der Haut konnte am ehesten zu Beziehungsstörungen im weitesten Sinne gehören, aber vermutlich nicht zu Desinfektionsmitteln, die in der Schule angewendet wurden.

Spätestens in einem Jahr würde ich wieder von Odelia hören.

Verlauf vom 16.11.2022, Mail von Brigitte, der Mutter von Odelia:

„Der Husten wird besser. Er wird weniger. Wir waren bei einer Zahnärztin und sie überweist uns jetzt zu einem guten Kieferspezialist, der Odelia eine Spange machen wird. Ich bin überzeugt es wird dann noch besser.
Psychisch geht es Odelia bedeutend besser!! Sie macht Fortschritte und es macht Freude. Ich habe das Gefühl sie legt einige Ängste ab. Wärst du bei uns in der Nähe so wären wir sofort wieder zu dir gekommen um dran zu bleiben.
Der Reflux ist auch etwas weniger aber immer noch. Bauchweh ist weniger, Stuhlgang regelmäßiger und nicht mehr verstopft. Die Blase hat sich auch normalisiert, sie hat das Reizblasen Syndrom nicht zur Zeit.

Ich habe auf mein Gefühl gehört und alles im Kinderspital abgesagt. Die Gastroskopie und die Bronchoskopie und auch die 24 Std. Sonde werden jetzt also nicht mehr gemacht. Die Ärztin hatte sehr großes Verständnis für Odelia und sie findet auch dass es nicht der richtige Zeitpunkt ist."

„Es hat mich sehr gefreut von dir zu lesen, auch Odelia hatte Freude. Sie nennt dich immer mal wieder «Ihren Adoptiv Opa» weil ja Opa vor 9 Monaten gestorben ist und du ganz ähnliche so liebenswerte Charakterzüge hast wie mein Papa das hatte."
❤

Überlegungen zum Fall

Meistens kümmern sich Humanärzte nicht um die Zähne, und Zahnärzte nicht um Beschwerden außerhalb des Mundbereiches. Im Fall von Odelia hatte das dazu geführt, dass die Zähne bzw. die Zahnstellung nicht als Ursache für die Blockade des Konzeptionsgefäßes erkannt wurden, und so konnten die Störungen, die die junge Odelia seit Geburt begleitet hatten, trotz intensiver Bemühungen der Mutter nie aufgelöst werden.

Die Versuche der Kinderklinik, über eine Gastroskopie oder eine Bronchoskopie die Ursachen für den störenden Husten zu finden, schienen mir eher dem Argument zu dienen, „alles Menschenmögliche gemacht zu haben", als eine sinnvolle Ursachensuche durchzuführen. Die Ursache des Hustens und der anderen Störungen konnten durch ähnliche Erfahrungen in der Vergangenheit einerseits und den kinesiologischen Test andererseits aufgedeckt werden. Jetzt ist die zahnärztliche Kunst gefragt.

Fall 448 – Verhinderung der Zahnkaries durch die Polio Nosode D 30

Anamnese vom Juli 2022

Die 62 Jahre alte Iris erschien im Juli 2022 zum wiederholten Mal in meiner Praxis in Weidenau. Bei diesem Termin waren wir auf ihre Zahnprobleme zu sprechen gekommen. Sie litt unter einer erheblichen Kälteempfindlichkeit eines Zahnes. Wir konnten hier eine Karies annehmen. Da sie nach einem homöopathischen Mittel gegen Zahnschmerzen und gegen Kälteempfindlichkeit bei Karies fragte, empfahl ich ihr die Polio Nosode D 30.

Verlauf vom Oktober 2022

Am 11.10.2022 berichtete Iris über ihre Zahnbeschwerden und die Polio Nosode D 30 Folgendes: Zunächst hatte sie die Polio Nosode D 30 täglich eingenommen, dann 6 Wochen lang 1 x pro Woche, danach nur noch sporadisch, nämlich wenn die Kälteempfindlichkeit des Zahnes wieder auftauchte.

Tatsächlich berichtete sie, dass nach Einnahme von 5 Globuli Polio Nosode D 30 der Zahn für mehrere Tage oder sogar Wochen nicht mehr diese unangenehme Kälteempfindlichkeit gezeigt hatte, sodass sich die Wirksamkeit vielfach erwiesen hatte.

Da sie daran zweifelte, ob das denn tatsächlich sein könnte, meinte sie, vielleicht sei das auch ein psychotherapeutischer Effekt.

Zum besseren Verständnis teilte ich ihr die Herkunft meines Wissens mit und erzählte ihr auch von meinen eigenen Erfahrungen mit Zahnempfindlichkeit auf Kälte und der Wirkung von Polio Nosode D 30 als Stirnstrich.

Eigener Versuch

Am Sonntag, den 09.10.2022 empfand ich den dritten Tag in Folge ein leichtes Ziehen am linken Oberkiefer im Zahnbereich. Einer meiner Molaren reagierte auf Kälte mit einem leichten Ziehen. Auch bei mir stellte ich die Diagnose Karies. Da ich noch volle vier Wochen vor mit hatte, die ich in verschiedenen Bundesländern mit Kursen und Behandlungen verbringen wollte, hatte ich bis zum 07.11.2022 keinen einzigen Tag frei, den ich einem Zahnarzt widmen konnte. Aus diesem Grunde strich ich mir gegen 09 Uhr 30 die Polio Nosode D 30 ein, zog wieder den frischen Morgenwind eines kalten sonnigen Oktobertages durch den Mund und konnte so feststellen, dass schon nach wenigen Minuten das Ziehen nicht mehr auslösbar war.

Zufall oder nicht, erst am Abend des 11.10. kam es wieder zu einem leichten Ziehen, als ich meinen Mund mit kaltem Wasser ausspülte. Nach einem erneuten Stirnstrich mit dem Mittel Polio Nosode D 30 kam es bis zum 13.10.22 zunächst zur Schmerzfreiheit (Tag des Schriftsatzes). Es schien also kein psychotherapeutischer Effekt zu sein, sondern eine Wirkung der Polio Nosode D 30. Bis zum 22.01.2023 blieb das Zahnziehen dann weg (Tag des Schriftsatzes).

Das homöopathische Experiment

Während einer Geistheilertagung in Frankfurt konnte ich 2010 Zeuge eines bedeutenden Experimentes werden, das die kreative Homöopathin Antonie Peppler als Demonstration für das Plenum zum Besten gab.

Sie nahm einen Teilnehmer der Tagung aus dem Publikum, gab ihm weißen Zucker in die Hand und ließ mich den Arm kinesiologisch testen. Dabei kam es zu einem schwachen Arm, wie alle im Plenum vermutet haben dürften. Denn weißer Zucker schwächt den Körper, das wussten wir alle.

Jetzt nahm Antonie ein Röhrchen mit Globuli aus ihrer überdimensionalen Sammlung homöopathischer Mittel und gab es dem Patienten zum Zucker in die gleiche Hand.
Der Arm war jetzt im kinesiologischen Test stark, was alle bass erstaunte. So etwas hätten wir alle nicht erwartet, sozusagen nicht einmal in unseren kühnsten Träumen, denn wir standen alle unter dem Diktat des hinderlichen Glaubenssatzes: Weißer Zucker ist schädlich, und zwar immer, obwohl das niemand von uns jemals nachgeprüft hatte.

Die Aussage des Experimentes war also: Weißer Zucker ist schädlich und die Schädlichkeit kann durch die Kinderlähmungsnosode D 30 aufgehoben werden und in die Nicht – Schädlichkeit überführt werden.

Folgen und Konsequenzen des Experimentes

Im Nachgang fragte ich mich also, was aus diesem ungewöhnlichen und auch unerwarteten Ergebnis des kinesiologischen Tests zu machen wäre. Wo war der Zucker vor allem schädlich? Bei den Zähnen. Hier löste er bei Millionen von Kindern und Erwachsenen die Zahnkaries aus, die Zahnfäule, die vermutlich häufigste Zahnerkrankung, die einen Gang zum Zahnarzt erforderlich macht. Aus Sicht der Krankenkassen vermutlich eine Volkskrankheit, die Kosten wie Asthma bronchiale, Allergien oder Diabetes mellitus auslöst. Hier geht es also um eine Größenordnung von vielen Milliarden von Euro.

Zahlen aus dem Internet

Quelle = https://www.bing.com/search?form=MOZLBR&pc=MOZI&q=Karies+H%C3%A4ufigkeit+in+Deutschland

„Nach Angaben des Robert-Koch-Instituts ist Karies noch vor Herz-Kreislauf-Erkrankungen die häufigste Volkskrankheit in Deutschland. Demnach leiden neun von zehn Menschen an Karies. Karies im Milchgebiss ist weit verbreitet. Wie aus dem Zahnreport weiter hervorgeht, haben Kinder oftmals bereits im Milchgebiss Karies. 54 Prozent der Zehnjährigen in Deutschland, also rund 400.000 Kinder, haben hier schon eine Kariesbehandlung benötigt."

Polio Nosode D 30 ist das homöopathische Mittel der Wahl bei der Bekämpfung der Karies

Mit einer bekannten Kinesiologin aus Lübeck testete ich also Folgendes: Mit Polio Nosode D 30 kann man grundsätzlich jede Karies stoppen. - Ja. - Mit Polio Nosode D 30 kann man grundsätzlich Schmerzen vermindern, die durch eine Karies entstehen. – Ja.

Der Zuckertest

Impfung ist süß, Kinderlähmung ist bitter. Das war für viele Jahre der Slogan für die Polio Impfung, die heute in jedem Kinderimpfprogramm integriert ist. Meine Frage war nun, ob der Zucker schon seit Geburt schädlich ist, oder erst mit der ersten Polio Impfung schädlich wird. Eine höchst ketzerische Frage, die mich aber interessierte. Bei dieser Testung kam wieder ein Ergebnis zum Vorschein, das ich kaum glauben konnte, das sich aber in vielen Folgetestungen immer wieder bestätigt hat.
Die Fragestellung:
Ist der weiße Zucker ist von Geburt an schädlich? - Nein. Der Zucker wird erst nach der ersten Polio Impfung schädlich? - Ja. Der Zucker ist vor der ersten Polio Impfung schädlich? Nein. Diese Testung suggeriert, dass der weiße Zucker erst durch die erste Polio Impfung schädlich wird. Ein sehr erstaunliches Ergebnis.

Prophylaxe gegen Karies bei Kindern

Falls die eben genannten Testungen stimmen sollten, könnte man mit der ersten Polio Impfung im Kindesalter gleichzeitig einmal pro Woche eine Dosis Polio Nosode D 30 geben und so vermutlich die Entwicklung von Zahnkaries bei diesen Kindern vollständig verhindern. Unabhängig hiervon wäre eine gesunde Ernährung und regelmäßiges Zähneputzen dennoch wichtig und sollte auf keinen Fall vernachlässigt werden.

Ein Beispielfall aus Rottenburg

Bei einem Vortrag in der Fachgesellschaft für Homöopathie hatte ich im November 2022 die Gelegenheit, auf die Polio Nosode und gesunde Zähne hinzuweisen. Eine Teilnehmerin meldete sich und bestätigte mich: Sie hat zwei Enkel, die nie geimpft worden sind, und deren Zähne mit 12 Jahren sehr gut aussehen und keinerlei Anzeichen von Karies aufweisen, obwohl sie genau so viele Süßigkeiten wie ihre Klassenkameraden essen. Ein Hinweis darauf, dass meine Beobachtungen und die davon abgeleitete therapeutische Option richtig sein könnte.

Fall 449 – Kreidezähne

Anamnese vom 06.01.2023 per Email

Am 06.01.2023 bekam ich die Mail einer mir unbekannten Frau Hildegard.
„Mit Begeisterung habe ich 4 Ihrer Bücher gelesen. Ich habe mehrere Enkelkinder, die entlang des Rheins wohnen und mit Kreidezähnen belastet sind. Haben Sie schon mal getestet, was die Ursache sein könnte? Liegt es vielleicht am Trinkwasser? Welche homöopathischen Mittel können eine Rolle spielen?"

Im Internet finde ich für die Ursache für Kreidezähne folgende Bemerkungen:

Mögliche Ursachen von Kreidezähnen
„Kreidezähne entstehen, weil die Mineralisation des Zahnschmelzes gestört ist. Eine wesentliche Rolle bei der Entstehung scheinen Weichmacher (BPA, Bisphenol A) aus Kunststoffen zu spielen, die mit der Nahrung aufgenommen werden, also Plastik wie Nuckel, Beißringe, Schnuller, in Folien verpackte Nahrungsmittel, Mikrowellengeschirr und Plastikbehälter."

Symptome bei Kreidezähnen
„Karies, Zahnbrüche und Empfindlichkeit bei Heiß und Kalt sind Begleiterscheinungen der Erkrankung. Die Frontzähne weisen sichtbare, nicht selten dunklere Rillen auf.
Die Rillen und Furchen bieten einen Nährboden für Kariesbakterien und begünstigen die Zerstörung des Zahnes im Kindesalter. Verfärbung der neu aus dem Kiefer wachsenden Zähne. Zur gelblichen Grundfarbe gesellen sich braune Flecken."

Quelle =
https://www.elternkompass.de/kreidezaehne-symptome-ursache-und-behandlung/

Am 09.01.23 gab ich diese Empfehlung:
Kreidezahn Komplex Z mit den Einzelmitteln
Polio Nosode D 30, Thuja D 30, Calcium carbonicum D 30 und Kiefer Komplex Z.

Am 22.04.2023 erhielt ich diese positive Nachricht, die zeigte, dass meine Empfehlung anscheinend auf fruchtbaren Boden gestoßen war, aber auch, dass die Kreativität meiner mir unbekannten Kollegin Hildegard so stark und richtig war, dass sie aus meinen Büchern die richtigen Schlüsse gezogen hat und für das Gedächtnis ihrer 96 Jahre alten Mutter das richtige Mittel herausgefunden hat, den Gedächtnis Komplex Z und für das Einverständnis mit einer Putzfrau die richtige Aussage in die richtige Frequenz gebracht hat, nämlich für die Mutter: „Ich brauche eine Putzfrau D 30“ oder „Ich bin mit einer Putzfrau einverstanden“.

Persönlicher Bericht vom 22.04.2023

„Es scheint mir, dass es mit den Zähnen besser ist, zumindest wurde der Termin für eine Überkronung der Milchzähne auf später verlegt.

Jetzt noch ein anderes erfreuliches Ergebnis. Meine Mutter ist 96 Jahre alt und hat mit dem Gedächtnis Probleme. Wir spielen mit ihr z.B. das Spiel „Dobble“. Da müssen Symbole, die auf zwei Karten übereinstimmen benannt werden. Meine Mutter konnte nur immer rufen „Das, das“. Nachdem sie den Gedächtniskomplex eingenommen hat , kann sie die Symbole jetzt mit dem Namen bezeichnen.

Außerdem wollten wir für meine Mutter unbedingt eine Putzfrau, da sie die Sauberkeit in ihrem Haus nicht mehr allein bewältigte. Sie weigerte sich hartnäckig. Daraufhin stellte ich Globuli her mit der Information: „Ich will eine Putzfrau." Drei Wochen später war sie damit einverstanden.

Vielen, vielen Dank, eigentlich kann ich die Wunder kaum fassen!"

28. Verlorener Zwilling

Fall 450 – eine Zwillingssymptomatik

Anamnese vom 20.09.2022

Die 17 Jahre alte Gymnasialschülerin Theresia klagte bei unserer Begegnung am 20.09.2022 über Verlustängste, über Stressanfälligkeit und über rezidivierende kleine Abszesse im Leistenbereich. Gleichzeitig hatte sie eine leichte Akne vulgaris im Gesicht.

Bei Verlustängsten ist eine Ursache die Möglichkeit, einen Zwilling im ersten Schwangerschaftsdrittel der Mutter verloren zu haben. Diese Möglichkeit erläuterte ich kurz, bevor ich mich nach den Symptomen erkundigte. Die Bauchatmung schien gut zu funktionieren, es kam bei ihr aber schnell zu Schuldgefühlen und zu einem schlechten Gewissen, und die Abschiede von Freundinnen und die Angst, eine Freundin zu verlieren, zum Beispiel wegen Kontaktlosigkeit durch die Corona Pandemie, war groß.

In der Schule gab es immer Druck durch Tests und Klassenarbeiten, sodass sie hier um eine Unterstützung bat. Diese konnte in Form vom Stress Komplex Z, Sonnengeflecht D 30 und Nux vomica D 30 gegeben werden.

Die kleinen Haarbalgabszesse, die lästig und schmerzhaft waren, konnten durch die Mittel Eiter Komplex Z, Entzündungs Komplex Z und Hormon Komplex Z kompensiert werden.

Die Zwillingssymptomatik

Für die Zwillingssymptomatik gab ich
Stramonium D 100 Mio. zum Loslassen des Zwillings, der abgehen musste,
Natrium chloratum D unendlich für das Gefühl, für das Ableben des Zwillings verantwortlich zu sein,
moderiertes Abschiedsgespräch D 30, um ein gegenseitiges Einverständnis der Trennung zu erreichen, also um sich gegenseitig eine Art Reisesegen zu geben, und
Trauma Komplex Z, um die traumatische Trennung besser zu überwinden.

Nach dem Stirnstrich kam es zu einer sehr guten Wärmeentwicklung und einer tiefen Entspannung. Der Arm war nun stark, wo er vorher schwach gewesen war, die Energie war angekommen. Danach machten wir einen mentalen Test.

Der mentale Test

Wenn sie daran dachte, wie schmerzlich der Abschied von einer Freundin war, die sie wegen der Corona Pandemie nicht mehr sehen konnte, fiel ihr auf, dass der Gedanke an diese schlimme Zeit „viel leichter" war und deutlich weniger schmerzhaft. Sie registrierte diese Veränderung mit großer Erleichterung, aber auch mit Staunen, was durch einen einfachen Stirnstrich mit den richtigen Mitteln alles möglich war.

Zum Schluss machten wir ein Foto und betrachteten den Unterschied zu dem Foto, das wir vor der Therapie gemacht hatten. Sie konnte einen großen Unterschied in der persönlichen Ausstrahlung entdecken, die jetzt, nach der Therapie, viel stärker ausfiel als vor der Therapie.

Verlauf vom 20.11.2022, per Email

„Lieber Heinrich, danke für die Nachfrage.
Meine Abszesse sind deutlich besser geworden und auch meine Haut. Es gibt zum Teil immer noch Entzündungen, aber nicht so schlimm wie früher.
Auch die Verlustängste sind besser geworden, ich habe nicht mehr so Angst, Abschied von Menschen zu nehmen.
Der Stress jedoch wurde nicht viel besser. Ich bin im Allgemeinen sehr gestresst und habe viel in der Schule los. Es wirkt sich auch auf die Psyche aus, ich habe zur Zeit Motivationsschwierigkeiten.
Liebe Grüsse Theresia, 20.11.2022"

Glossar

Ayurvedatherapie = indisches System für Philosophie und Heilung, Fall 427

Boviseinheiten = Energie – Einheiten, Fall 442

Bradykardie = langsamer Herzschlag (unter 60 Schläge pro Minute), Fall 434

Bronchoskopie = Spieglung der Luftwege, Fall 447

Carcinoid = gutartiger Tumor, der zum Bluthochdruck führt. Fall 439

cerebral = dem Großhirn zugehörig, Fall 443

Clostridien = pathologische Darmbakterien, Fall 428

Colitis ulzerosa = chronische Darmentzündung, Fall 427

CT = Computer Tomografie, Fall 444

Darmdysbiose = Fehlbesiedlung des Darmes, Fall 428

Dekubitus = Hautdefekt durch langen Druck wie beim Liegen ohne Wendung, Fall 431

Dignitätstest = Untersuchung auf Gutartigkeit, Fall 422

Dopplersonografie = Ultraschall zur Bestimmung der Gesundheit von Blutgefäßen, Fall 405

Exostosen = knöcherne Anbauten am Gelenk, Fall 406

Framingham Studie = Studie zum Zusammenhang von Cholesterin und Herzinfarkt, Fall 405

Gastroskopie = Magenspiegelung, Fall 447

glomeruläre Filtrationsrate = Wert für die Ausscheidungsfähigkeit der Niere, Fall 443

Hashimoto = Schilddrüsen – Autoimmun – Erkrankung, Fall 434

Histaminintoleranz = Unverträglichkeit für Histamin, Fall 428

Hyperglykämie = Überzuckerung, Fall 416

Impingement Syndrom = Schulterschmerzen durch ein Engpasssyndrom, Fall 430

Klebsiellen = pathologische Darmbakterien, Fall 428

Kundalini, Sanskrit = Schlangenkraft, Fall 432

Leukopenie = zu wenige weiße Blutkörperchen, Fall 419

Mitochondriopathie = Belastung der Mitochondrien (Energielieferanten der Zellen), Fall 428

MMS, MMS steht für „**Miracle Mineral Supplement**" oder „**Master Mineral Solution" und entspricht** im Prinzip der **gasförmigen Verbindung** Chlordioxid. Fall 414

Monarthritis = Entzündung von einem Gelenk, Fall 431

Ödem, ödematös = Schwellung, Fall 434

Phäochromozytom = gutartiger Tumor, der zum Bluthochdruck führt. Fall 439

Phagozytose: Fressvorgang bei Mikroorganismen. „Nahrungsaufnahme". Fall 419

Biotom = Darmflora, Fall 441

Plantaraponeurose = Fußsohlensehne, Fall 419

prolabieren = vorfallen, Fall 432

Pud = Pfund (russisch), Fall 431

Reflux = Hochsteigen der Magensäure in die Speiseröhre, Fall 447

Resorptionsstörung = Unfähigkeit, alle Stoffe aus dem Darm aufzunehmen, Fall 434

Rosenthaleffekt = Reaktion auf Erwartungshaltung, Fall 428

sc = signum coeli (lateinisch) = Sternzeichen, kleiner Bär sc D unendlich, Fall 404

Skapula = Schulterblatt, Fall 426

STH = somatotropes Hormon = Wachstumshormon, Fall 407

Thoraxraum = Brustraum, Fall 432

Tragusrand des Ohres: Tragus ist die senkrechte Falte vor dem Ohr. Fall 426

Triceps = dreiköpfiger Muskel, an der Oberarmrückseite gelegen, Fall 434

Ulcus, Ulzera = Geschwür, Geschwüre, Substanzdefekt in der Haut oder Schleimhaut, Fall 412

Uterusprolaps = Vorfall der Gebärmutter, Fall 446

Uterussenkung = Senkung der Gebärmutter, Fall 426

WLAN – Wireless Local Area Network, engl. für drahtloses lokales Netzwerk – Fall 420

Yersinien = pathologische Darmbakterien, Fall 414

Zapper von Hulda R. Clark = Elektrostimulationsgerät, Fall 402,

Zenker'sches Divertikel = Speiseröhrenaussackung, Fall 438

Zinzino = balance oil – Fall 402

Zwerchfellbruch = Lücke im Zwerchfell, Fall 410

Literaturverzeichnis

Alafenisch, Salim, die acht Frauen des Großvaters, Fall 435

Daunderer, Monografie von Amalgam, Fall 422

Kuby, Clemens, Aufbruch in eine neue Dimension, Fall 435

Technische Daten, Zugang zu den Einzelmitteln und den Komplexmitteln

für Deutschland:	Burgapotheke Frankfurter Str. 7, 61462 Königstein Inhaber: Uwe Rose Telefon 06174 - 9929500 c.voss@apotheke-koenigstein.de
	Apotheke am Mainzerhofplatz Mainzerhofplatz 14, 99084 Erfurt Inhaberin: Jana Kanan Telefon 0361 – 64 31 836 apo.mainzerhofplatz14@gmx.de
für Österreich:	RA – Essenzen Baumgarten 20, A – 4209 Engerwitzdorf Österreich Inhaberin: Annette Rabeder Telefon 0043 – (0)732 24 44 12 office@ra-essenzen.at www.ra-essenzen.at
für die Schweiz:	Maria Zemp Gütsch 12, CH – 6139 Willisau Schweiz 0041 – (0)79 – 422 03 79 mzemp@abix.ch

Informationen zu den Komplexmitteln:

Dr. med. Heinrich Zeeden
Poelring 26, 23560 Lübeck
HZeeden@gmx.de

Lieferbare Skripte

Bestellung beim Autor, HZeeden@gmx.de
und bei Annette Rabeder, office@ra-essenzen.at.

Alpha Kurs (10 Euro)
Alphatechniken, Einführung ins Thema (10 Euro) 2105
Alphatechniken in der homöopathischen Sprechstunde
(10 Euro) 2021
Ausleitung (10 Euro)

Edelsteine in der Homöopathie (20 Euro)
Einstieg in die Homöo – Kinesiologie (10 Euro) 2015
EMDR (10 Euro)
Erklärungen zur Homöo – Kinesiologie (10 Euro)

Hausapotheke nach Dr. Zeeden (10 Euro)
Haut in der Homöopathie (05 Euro)
Die Homöo – Kinesiologie (20 Euro)
Die Homöo – Symptomologie (10 Euro) 2016

Kinesiologie, Einführungskurs (10 Euro)
Kinesiologie, diagnostisches und therapeutisches Werkzeug
Kinesiologische Mudratestung (Systematik) (20 Euro)
Kompendium der Komplexmittel (10 Euro) 2016
Krebsbehandlung in der Homöopathie – die Banerji Protokolle
(10 Euro) 2018

Lieblingsfarbe und Schrift nach Dr. H. V. Müller (20 Euro)

Neue Mittel in der Homöopathie (30 Euro) 2015
Neuraltherapie (05 Euro)
Planeten und Sternzeichen in der Homöopathie (10 Euro)

Die Sehgal Methode (20 Euro)
Sucht aus homöopathischer Sicht (10 Euro)

Ultima Ratio (10 Euro)

Hausapotheke nach Dr. Zeeden,
Auswahl von 60 Mitteln mit Beschreibung,
mit Filztasche 510 Euro.

Komplexmittel Apotheke nach Dr. Zeeden,
Auswahl von 115 Komplexmitteln,
mit dem Skript Kompendium der Komplexmittel,
mit zwei Filztaschen 990 Euro.

Bestellung bei Annette Rabeder, office@ra-essenzen.at.

Bücher von Heinrich Zeeden:

Bestellung bei db-Buchshop.de
Abenteuer Homöopathie Band 1 (19,90 Euro)
Abenteuer Homöopathie Band 2 (25,95 Euro)
Abenteuer Homöopathie Band 3 (19,90 Euro)
– Bestellung bei info@BoD.de
Abenteuer Homöopathie Band 4 (19,90 Euro)
– Bestellung bei info@BoD.de
Systematik der Homöo – Kinesiologie (16,90 Euro)
Repertorium der Homöo – Kinesiologie (24,95 Euro)
Alphatechniken in der Praxis (24,95 Euro)
Erlebnisse auf dem Jakobsweg (24,95 Euro)

Lieferbare DVDs zu den Kursen

Bestellung beim Autor, HZeeden@gmx.de
und bei Annette Rabeder, office@ra-essenzen.at.

DVDs, die von Kursen aus dem Jahr 2010 erstellt wurden.

DVD – Herstellung: Sebastian Hirsch,
DVD – Vertrieb: Heinrich Zeeden und Annette Rabeder.

Alpha (01) (35 Euro)
Alpha (02) (35 Euro)
EMDR (35 Euro)
Homöo – Kinesiologie (45 Euro)

Kinesiologie (35 Euro)
Neue Mittel in der Homöopathie (35 Euro)
Sehgal Methode (35 Euro)
Sternzeichen und Planeten (35 Euro)

Lieferbare Musik – CDs

komponiert von Heinrich Zeeden
Klavierstücke im klassischen Stil
Pianisten: Johan Lee, Korea und
Oliver Bunnenberg, Deutschland
Flötistin: Nina Buchholz, Deutschland

2 Sonaten in C – Dur und F – Dur, Bachvariationen, acht kleine Stücke. 2 CDs in einer Kassette (20 Euro)

28 Variationen über ein Totentanzlied, 2016
1 CD in einer Kassette (10 Euro)

14 Variationen über ein eigenes Thema, Intermezzo
1 CD in einer Kassette (10 Euro)

18 Bagatellen,
1 CD in einer Kassette, Spielzeit 62 Minuten (10 Euro).

Kammermusik von Heinrich Zeeden
2 Sonatinen für Flöte und Klavier,
Andantino für Flöte und Klavier,
Klaviertrio,
Kinderflötensonate
1 CD, Spieldauer 55 Minuten, (10 Euro)

Lebenslauf von Dr. Heinrich Zeeden in Stichworten

1970 – 1976	Studium der Medizin in Tübingen, Saarbrücken, Wien und Lübeck.
1977 – 1979	Assistenzzeit in Chirurgie, Innerer Medizin, Tropenmedizin, Gynäkologie und Geburtshilfe für einen Einsatz in Tansania
1980 – 1981	Distrikthospital in Nzega, Tansania,
1981 – 1982	Missionshospital in Ndanda, Tansania
1982 – 1985	Dinslaken, Weiterbildung Innere Medizin,
1985	Praxisassistent, Landpraxis in Bosau / Plöner See
1985 – 1987	St. Andreasberg / Harz, Weiterbildung Innere Medizin, Schwerpunkt Magen – Darm / Gastroenterologie
1987 – 1990	Rheumaklinik Bad Bramstedt

Diplomabschlüsse in Neuraltherapie, Akupunktur und Naturheilkunde.

Leitende Funktionen:

1991 – 1996	Klinik Benediktusquelle, Ortenberg – Selters, Chefarzt des ärztlichen Dienstes der LVA (DRV) Hessen
1997 – 1998	Klinik Sonnenblick, Marburg, Oberarzt Innere Medizin
1998 – 2010	Kinzigtalklinik, Bad Soden – Salmünster, Chefarzt der internistischen Abteilung LVA (DRV) Hessen

Kursreferent für Neuraltherapie, Akupunktur, Homöopathie, Kinesiologie, EMDR, mentale Techniken und Homöo – Kinesiologie

2011 – 2023	private Praxis in Lübeck,
2023	Schließung der Privatpraxis,
2023	Eröffnung einer Praxis für Lebensberatung.

HZeeden@gmx.de
www.h-zeeden.de

Anleitung: Stirnstrich

Der Stirnstrich dient dazu, die heilende Information in das System des Patienten zu übertragen. Über das sogenannte dritte Auge an der Stirn kommen diese Informationen sehr gut ins System und wirken dort wie bei der Einnahme von Globuli, die diese Information tragen. Dies ist eine effektive Methode, um mit Informationen zu heilen, ohne etwas einnehmen zu müssen.
Stirnstriche kann man von anderen erhalten oder sich selbst geben.
Beim Stirnstich streicht man mit dem Daumen zweimal von der Nasenwurzel über die Stirn zum Haaransatz hoch. Beim ersten Mal sind die Augen geöffnet, beim zweiten Mal geschlossen. Dabei spricht man das Mittel aus, was gegeben werden soll und ergänzt es um den Zusatz: „geht in der optimalen Dosierung hinein".
Augen öffnen:
„[Mittel] geht in der optimalen Dosierung hinein."
Augen schließen:
„[Mittel] geht in der optimalen Dosierung hinein."

Beispiel mit Arnica D 30

Augen öffnen:
„Arnica D 30 geht in der optimalen Dosierung hinein."
Augen schließen:
„Arnica D 30 geht in der optimalen Dosierung hinein."

So hat man statt Globuli die eigenen Hände genutzt, um zu heilen.

Wenn man ein Mittel wieder aus dem System entfernen möchte, weil es zum Beispiel eine zu starke Erstreaktion ausgelöst hat, kann man diese wieder herausstreichen. Man streicht dabei vom Haaransatz runter zur Nasenwurzel.
Augen öffnen:
„[Mittel] geht in der optimalen Dosierung hinaus."
Augen schließen:
„[Mittel] geht in der optimalen Dosierung hinaus."

Stirnstrich, wenn mehrere Mittel direkt hintereinander gegeben werden:

Augen öffnen:
„Alle Mittel gehen in der optimalen Dosierung hinein."
Augen schließen:
„Alle Mittel gehen in der optimalen Dosierung hinein."
Dann nur noch:
Augen geschlossen: „[Mittel 1]"
Augen geschlossen: „[Mittel 2]"
Augen geschlossen: „[Mittel 3]"

Bis alle Mittel eingestrichen sind.

Diese Anleitung wurde der Webseite „www.homoeopathie-wolff-luebeck.de" von Dr. Deborah Wolff mit freundlicher Genehmigung entliehen.

Danksagung

An dieser Stelle möchte ich allen meinen Patienten danken, die ich behandeln durfte, und mit deren Hilfe ich neue Erkenntnisse und Erfahrungen sammeln durfte.

Danke an meine KollegInnen, Freunde und Helfer, die mein Werk immer wieder genau durchgesehen haben. Hierzu zählen Frau Dr. med. Deborah Wolff, meine Tochter, die ebenfalls Homöo – Kinesiologie betreibt, und Frau Sonja Gröber, Heilpraktikerin und Schülerin, die alle Kapitel noch einmal genau durchgegangen ist.

Danke an den ctv-Verlag in Lübeck, der mich exzellent und mit einer bemerkenswert hohen Geschwindigkeit betreut hat.

Heinrich Zeeden,

Lübeck, den 26. 03. 2023

Komplexmittel Zusammenfassung, Stand = 08.05.2023

Mittel

Allergie Komplex Z
Apoplex Komplex Z
Atlas Komplex Z
Augen Komplex Z
Aura Komplex Z

Ausleitungs Komplex Z
Autismus Komplex Z
AVK Komplex Z
Blasen Komplex Z
Blutbildungs Komplex Z
10

Chakren Komplex Z
Chemtrail Komplex Z
Computer Absturz Komplex Z
Corona Impf Komplex
Corona Virus Komplex Z

Darm Komplex Z
Demenz Komplex Z
Diabetes Komplex Z
Eiter Komplex Z
Entzündungs Komplex Z
20

Fieber Komplex Z
Friedens Komplex Z
Fuß Komplex Z
Gedächtnis Komplex Z
Gelenk Standard Z

Gemeinschafts Komplex Z
Gerechtigkeits Komplex Z
Gesundheits Komplex Z
Gewichts Komplex Z
Glaukom Komplex Z
30

Haar Komplex Z
Harmonie Komplex Z
Haut Komplex Z
Hormon Komplex Z
Hormon M Komplex Z

HPU Komplex Z
Husten Komplex Z
Hypertonie Komplex Z
Immun Komplex Z
Impf Komplex Z
40

Intuitions Komplex Z
Kardio Komplex Z
KHK Komplex Z
Kiefer Komplex Z
Konzentrations Komplex Z

Kopfschmerz Komplex Z
Kraft Komplex Z
Kreislauf Komplex Z
Kriegsverarbeitungs Komplex Z
Leber Komplex Z
50

Lern Komplex Z
Licht Komplex Z
Licht - Umwandlungs Komplex Z
Lipidausleitungs Komplex Z
Lymph Komplex Z

Magen Komplex Z
Menopausen Komplex Z
Missbrauchs Komplex Z
Motivations Komplex Z
Mücken Komplex Z
60

Muskel Komplex Z
Nerven Komplex Z
Neukonditionierungs Komplex Z
Nieren Komplex Z
NNH Komplex Z

Osteoporose Komplex Z
Pankreas Komplex Z
Parkinson Komplex Z
Parodontose Komplex Z
Polyneuropathie Komplex Z
70

Psycho Komplex Z
Quanten Komplex Z
Reflex Komplex Z
Regenerations Komplex Z
Rheumatismus Komplex Z

Rücken Standard Z
Schilddrüsen Komplex Z
Schlaf Komplex Z
Schmerz Komplex Z
Schulter Komplex Z
80

Schul Komplex Z
Schutz Komplex Z
Schwerhörigkeits Komplex Z
Selbstfürsorge Komplex Z
Selbstsicherheits Komplex Z

Selbstwert Komplex Z
Skoliose Komplex Z
Sprachlosigkeits Komplex Z
Strahlenschutz Komplex Z
Stress Komplex Z
90

Stoffwechsel Komplex Z
Sucht Komplex Z
Süßigkeitsverlangen Komplex Z
Tinnitus Komplex Z
Toleranz Komplex Z

Trauer Komplex Z
Trauma Komplex Z
Travel Komplex Z
Tumor Komplex Z
Übergewichts Komplex Z
100

Umschreibungs Komplex Z
Unterscheidungs Komplex Z
Uro Komplex Z
Vakuum Komplex Z
Venen Komplex Z

Verdauungs Komplex Z
Vergebungs Komplex Z
Verletzungs Komplex Z
Verträglichkeits Komplex Z
Vitamin Komplex Z
110

Vitamin D Komplex Z
Weltgesundheits Komplex Z
Zuversichts Komplex Z
Rechtsdrehung D 1000
Wechseldrehung D 1000
115